U0218554

本书为河北省社科基金重点项目
"快速老龄化背景下家庭医生签约服务模式与对策研究"（HB19RK001）的主要成果

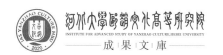

河北大学燕赵文化高等研究院
INSTITUTE FOR ADVANCED STUDY OF YANZHAO CULTURE,HEBEI UNIVERSITY
——成 | 果 | 文 | 库——

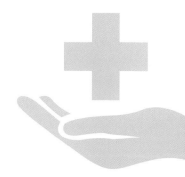

家庭医生签约服务
理论与实践

A CASE STUDY OF HEBEI PROVINCE ◀ 以河北省为例

THEORY AND PRACTICE OF CONTRACTED SERVICES FOR

FAMILY DOCTORS

胡耀岭

许云清

彭丽宏

著

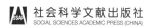
社会科学文献出版社
SOCIAL SCIENCES ACADEMIC PRESS (CHINA)

摘　要

进入 21 世纪以来，我国人口发展形势发生了巨大变化，人口平均预期寿命不断延长，老年人口规模持续增长，人口老龄化水平快速上升，进入快速老龄化时代。在此背景下，居民疾病谱发生明显变化，非传染性慢性病成为主要的健康风险来源。尽管我国多层次医疗卫生服务体系逐步完善，卫生资源投入力度不断加大，但健康服务结构性失衡问题愈加突出，以治疗为中心的健康理念难以适应卫生健康事业发展新形势，家庭医生"签而不约"现象较为普遍，迫切需要对家庭医生签约服务进行深入研究，提高居民健康水平和生命质量，有效促进健康中国战略落实到位。

本书应用公共产品理论、健康需求理论、委托代理理论、理性选择理论、不完全信息动态博弈理论和感知期望差距理论等家庭医生签约服务相关理论，全面认识家庭医生服务的社会性和时态变动性特征，对家庭医生签约服务的服务主体、服务内容、资金投入等进行考察，把握家庭医生签约服务相关制度及主要特点，探索家庭医生签约服务运行规律及其主要机理，并从广度和深度等两个维度上对影响家庭医生签约服务质量的主要因素进行分析，从广度上分析家庭医生签约服务全面开展情况，从深度上分析家庭医生签约服务有效开展情况。

本书从建立居民健康档案、筛选重点服务人群、签约开展健康服务、考核评估服务绩效等四个步骤入手，深入分析家庭医生签约服务工作流程，以现有服务质量评价基本框架为基础，改进和调整家庭医生签约服务质量评价模式，建立家庭医生签约服务质量评价指标体系。采用参与式实地调查法，全面了解河北省家庭医生签约服务开展情况，总结分析河北省家庭医生签约服务实践的主要经验和基层逻辑，探寻家庭医生签约服务中存在的主要问题及其症结所在，为在全国范围内有效开展家庭医生签约服务奠定基础。

本书从家庭医生签约服务相关理论出发，结合河北省家庭医生签约服务实践，目标是建立健全相关制度，促进家庭医生签约服务质量有效提升。将提升家庭医生签约服务质量作为一项系统性社会工程，充分考虑医疗卫生服务体系运行状态，密切结合财政、医保、教育、民政等部门的相关制度安排，从树立科学服务理念、完善相关政策制度、有效开展服务活动等三个方面，深入分析家庭医生签约服务过程中存在的主要问题，从制度层面分析家庭医生签约服务率偏低的根本原因，发现制约家庭医生签约服务质量提升的症结所在，提出提升家庭医生签约服务质量的主要路径，进而促进健康中国战略有效落实。

目　录

第一章 绪 论

第一节 选题依据和研究意义

一 选题依据

进入 21 世纪以来，我国人口形势发生了巨大变化，人口平均预期寿命不断延长，老年人口规模持续增长，人口老龄化水平快速上升，进入快速老龄化时代。在此背景下，居民疾病谱发生明显变化，高血压、糖尿病等非传染性慢性病成为主要的健康风险来源，慢性病及其并发症发生率上升导致老年失能人口快速增长。尽管卫生资源投入不断加大，但健康服务结构性失衡问题依然突出，以治疗为中心的健康理念难以适应卫生健康事业发展新形势。

全国人口快速老龄化，老年人口规模庞大。21 世纪是中国人口快速老龄化时代。自 1999 年开始步入老龄化社会以来，中国人口老龄化水平呈现持续上升态势，2010 年人口普查时，60 岁及以上老年人口比重为 13.32%，65 岁及以上老年人口比重增加到了 8.92%，老少比为 53.72，人口年龄结构进一步向老年型转变。2020 年 60 岁及以上老年人口达到 2.64 亿，人口老龄化水平达到 18.70%，预计 2050 年老年人口规模达到 4.25 亿，其中 80 岁以上高龄老人 8285 万人，人口老龄化水平将快速升至 31.12%，中国将成为老年人口规模最大的国家。这决定了我国社会服务决策及其制度安排将呈现新特征、新特点，必须与老年人口规模和人口发展形势变化相适应。

居民疾病谱发生明显变化，慢性病发病率持续上升。1990 年以来，我国居民疾病谱逐渐从传染性疾病向非传染性疾病转变，非传染性慢性疾病日益成为影响国民健康的重要因素。全国城乡居民排前三位的死亡病因分别是恶性肿瘤、心脏病、脑血管病，这三种疾病占比从 2005 年的 60.85% 快速上升到 2020 年的 69.78%，并且高血压、糖尿病等慢性病发病率较高，60 岁及以上老年人口中的高血压发病率为 58.90%，糖尿病发病率达到 20% 以上。以慢性病为主的非传染性疾病的治疗周期一般较长，甚至伴随患者一生。随着医疗条件改善和生活水平提高，健康状况较差的老年人存活率明显上升，老年人躯体活动和认知功能残障率也同步上升，从而使得失能老人规模快速增长。

卫生资源投入持续加大，但结构性失衡问题依然突出。近年来，随着社会经济快速发展，我国卫生资源投入不断加大。2005~2020 年，全国医院数量从 18706 家增至 35394 家，增长 89.21%，将近三成的医院从 1 个院区拓展为 3~4 个院区，床位数从 336.75 万张扩增至 910.07 万张，增长 170.25%。医疗卫生资源增多，医疗服务供给能力提高，但在医疗卫生领域呈现"市场化诊断"倾向的背景下，国民健康状况却没有得到明显改善，尤其是在医疗保险报销政策导向下，人们更倾向于住院治疗，住院就医人次从 2005 年的 5108 万人次增至 2020 年的 23012 万人次，增长 350.51%，明显快于床位数增长速度。与此形成鲜明对比的是，基层医疗卫生机构数量增长十分缓慢，从 2005 年的 849488 家增至 2020 年的 970036 家，仅增长 14.19%，基层医疗卫生服务能力有较大提升空间。

在健康管理服务中，过度强调以医院治疗为中心，忽视基层医疗卫生服务功能的发挥，不利于健康中国战略实施和人民健康水平提高。在 2016 年全国卫生与健康大会上，习近平总书记提出，要坚持中国特色卫生与健康发展道路，倡导健康文明的生活方式，树立大卫生、大健康观念，把以治病为中心转变为以人民健康为中心，以基层为重点，预防为主，中西医并重，让广大人民群众享有公平可及、系统连续的预防、治疗、康复、健康促进等健康服务。近年来，对健康问题的认识有了突破性进展，全国大卫生、大健康观念逐渐形成，开始突破以医院治疗为中心的固有模式。

当前，我国多层次医疗卫生服务体系逐步完善，家庭医生签约服务应运而生，其基本目标是为居民提供持续的健康管理服务和医疗服务，但在实际运行过程中，存在签而不约、服务效果不理想等问题，迫切需要对家庭医生签约服务模式进行深入研究，探索家庭医生签约服务主要运行规律，提升家庭医生签约服务质量，加快家庭医生签约服务制度建设，增强全社会整体健康观，促使卫生健康管理制度改革和医疗卫生服务模式转变，推广全民健康生活方式，优化健康服务资源配置，完善家庭医生签约服务制度，切实推进健康中国战略有效实施。

二 研究意义

本研究的主要目标是对现行模式下的家庭医生签约服务效果进行评估，分析家庭医生签约服务供需失衡的根本原因，探求改进家庭医生签约服务模式的主要路径，切实提高家庭医生签约服务效果。以满足家庭医生签约服务需求为导向，充分体现"未病先防、既病防变"理念，进一步完善家庭医生签约服务政策体系。本研究的意义将主要体现在理论意义、政策意义、实践意义等三个方面。

一是理论意义。家庭医生签约服务不仅是社会运行过程中全新且特殊的实践形式，更是涉及社会、经济、文化等多个层面的系统工程，从家庭医生签约服务需求入手，系统研究家庭医生签约服务的运行机理、政策设计和基层实践逻辑，科学分析家庭医生签约服务政策的动态传导规律，预期能够在基本公共卫生服务、医疗体系建设和基层政务管理等领域进行深化和拓展，有助于丰富相关领域的基础理论。

二是政策意义。家庭医生签约服务是国家医疗卫生体系建设中的重要一环，从国家基本公共卫生服务规范入手，通过参与式实地调查法获取一手资料和典型案例，洞察不同群体的健康动机、利益诉求和行为特征，综合分析家庭医生签约服务需求对家庭医生签约服务政策的影响，发现新问题，揭示新规律，为优化家庭医生签约服务模式奠定基础，为建立健全家庭医生签约服务政策体系提供决策依据。

三是实践意义。家庭医生签约服务是以基层医疗卫生服务为主体开展的健康服务活动，是针对全人群疾病谱和发病规律而采取的重要措施。对家庭医生签约服务模式进行研究，有利于明确医疗卫生服务的价值导向，树立大卫生、大健康观念，有效开展全人群、全生命周期的卫生健康服务，"未病先防、既病防变"，使医疗卫生核心价值回归到"以人为本"和"全民健康"上来，切实提高群众健康素养和健康水平。

第二节　文献综述

针对家庭医生签约服务理论与实践，现有文献主要对家庭医生签约服务发展状况、相关制度、考核评估、质量提升路径、支持性政策体系等进行了大量研究，取得了较为丰硕的研究成果，为本研究的开展奠定了坚实的基础。

一　家庭医生签约服务发展现状

家庭医生或全科医生的概念源于美国，在吸收借鉴国外经验的基础上，我国立足于国情积极开展家庭医生签约服务，但各地区家庭医生签约服务推行情况存在一定差异。2010 年上海市社区卫生服务中心在家庭医生签约服务试点中，签约居民数 4238 人、预约门诊 4247 人次、双向转诊 18 人次。① 芦炜等对上海市长宁区居民进行的问卷调查结果显示，21.52% 的调查对象已经签约，签约对象多为老年人和慢性病人群。② 根据国家卫生计生委统计，截至 2017 年 11 月，家庭医生签约服务指导性文件或实施方案已在所有省份印发，全国签约人数达 5 亿人，签约率超过 35%，重点人群签

---

① 杜兆辉：《城市社区家庭医生制服务的实践与思考》，《中国全科医学》2011 年第 31 期。
② 芦炜、张宜民、梁鸿等：《基于需方的家庭医生签约服务实施效果评价——以慢性病为重点》，《中国卫生政策研究》2016 年第 8 期。

约率达 65%以上。① 在服务模式上，上海、厦门等经济发达城市开展家庭医生签约服务试点，主要采取了五种典型家庭医生签约服务模式，即上海市"1+1+1"签约服务模式②、福建厦门"三师共管"签约服务模式③、安徽定远"按人头总额预付"签约服务模式④、浙江杭州"医养护一体化"签约服务模式⑤和江苏盐城"基础包+个性包"签约服务模式⑥。此外，双向转诊通道、一对一家庭医生服务、签约患者的预约服务、适当放开医保政策对签约居民（尤其是慢性病签约患者）的用药限制等逐步被纳入家庭医生签约服务内容。⑦

　　试点工作的开展为家庭医生签约服务在我国的顺利推行积累了宝贵的经验，但家庭医生签约服务在我国尚处于探索阶段，现有研究发现，在具体实施过程中家庭医生签约服务在全科医护人员配置、签约服务宣传、激励机制及配套政策等方面存在不足，影响了其持续开展。一是全科医生人数和服务能力不足。目前，社区卫生服务机构医护人员素质普遍不高，全科医生多为转岗培训而来，专业技能有待提升，抽样调查发现，仅有 29.7%的居民认为社区家庭医生知识全面，居民对家庭医生签约服务的整体认可度不高。⑧

---

① 刘利群：《推进家庭医生签约服务　加强分级诊疗制度建设》，《中国全科医学》2018 年第 1 期。

② 何江江、张天晔、王冬等：《上海市家庭医生"1+1+1"医疗机构组合签约机制的设计思路与实施障碍因素分析》，《中国卫生政策研究》2018 年第 12 期。

③ 姚冠华：《福建厦门：三师共管"多快好省"》，《中国卫生》2021 年第 6 期；曾雁冰、吴杰龙、陈帆等：《厦门市"三师共管"模式对居民社区首诊行为的影响研究》，《中国卫生事业管理》2017 年第 8 期。

④ 蒋祥、王芳、田淼淼等：《县域医共体背景下安徽省定远县家庭医生签约服务进展分析》，《中国卫生政策研究》2019 年第 4 期。

⑤ 陈岑：《家庭医生签约制度的分级诊疗效果研究》，浙江财经大学硕士学位论文，2018；汪连新：《医养康护一体化社区养老服务：理念、困境及借鉴》，《学习论坛》2019 年第 4 期。

⑥ 冉一凡、高红霞、杨维平等：《江苏大丰家庭医生签约服务促进分级诊疗探讨》，《中华医院管理杂志》2018 年第 7 期。

⑦ 王玲、张天晔、易春涛等：《"上海市家庭医生制度构建"专家主题研讨》，《中国全科医学》2017 年第 1 期。

⑧ 张跃红、张拓红、王志锋：《北京市德胜地区居民家庭医生式服务的签约现状及影响因素调查》，《中国全科医学》2013 年第 37 期。

二是签约服务宣传力度较小。家庭医生签约服务属于新生事物，全科医生与专科医生存在差异，而家庭医生签约服务的宣传渠道和宣传方式单一、宣传内容流于形式，导致居民对家庭医生签约服务模式、服务内容了解不足，对防治结合和连续性健康管理的关注度较低。[①] 三是医护人员激励机制失效。对于全科医护人员主要以工作量、签约率和满意度作为考核标准，对于服务质量的考核缺乏严格的标准，忽视了对医护人员职业操守等方面的考察，尚未形成成熟的激励机制。[②] 四是家庭医生签约服务配套政策缺位。家庭医生签约服务顺利开展需要多方政策给予支持，医疗保险定点医疗政策、医疗服务价格政策、财政投入政策、人才政策等配套政策缺位，制约了家庭医生签约服务的顺利开展。[③]

总体而言，现有文献对家庭医生服务签约率的测算结果有较大差异，其主要原因是研究数据来源及调查样本不同。从研究结果来看，我国家庭医生签约服务工作取得了一定进展，将慢性病患者及老年人口作为重点签约服务人群，但在实施过程中仍存在较多短板，且研究仅聚焦试点地区，较少关注非试点地区的家庭医生签约服务发展现状，为此，需要进一步分析河北省家庭医生签约服务发展情况。

二　家庭医生签约服务相关制度

家庭医生签约服务的顺利开展及规范运行需要相关制度保障，现有文献对家庭医生签约服务相关制度的研究主要集中在全科医生制度、分级诊疗制度、社区首诊制度和基本公共卫生服务制度等四个方面。

开展家庭医生签约服务的首要举措是组建专业化的全科医生服务团队。在全科医生培养方面，采取统一管理方式，使"5+3"规范化培养、订单定

---

① 芦炜、张宜民、梁鸿等：《基于需方的家庭医生签约服务实施效果评价——以慢性病为重点》，《中国卫生政策研究》2016 年第 8 期。

② 张向东、赵京、兰丽娜等：《北京市社区卫生家庭医生式服务模式及激励机制探讨》，《中国全科医学》2014 年第 7 期。

③ 张玮：《开展家庭医生制服务的可行性分析与对策研究》，《中国全科医学》2011 年第 19 期。

向免费培养等长期培养方式与短期转岗培训方式结合，保障社区全科医生数量及服务质量。[①] 在全科医生聘用方面，在政策上给予适当倾斜，实施"县聘乡用"政策，鼓励接受规范化培训且合格的住院医师到农村地区执业，同时优先考虑全科医生岗位的事业编制问题。[②] 在全科医生激励机制方面，推进基层薪酬制度改革，将工资收入与服务内容和工作绩效挂钩，提高全科医生薪酬水平，完善全科医生晋升机制，增强全科医生岗位的吸引力。[③]

分级诊疗的目的是促进就诊行为向社区下沉。分级诊疗有利于提高居民社区卫生服务利用率，解决"看病难"问题，形成有序的就医格局。[④] 学者们对分级诊疗制度现存问题及优化措施展开研究，当前，我国医联体建设尚处于初级阶段，缺乏统一、有序的分级诊疗指导体系，转诊绿色通道不畅，缺乏规范的上下转诊标准及程序。[⑤] 基层医疗卫生服务能力较弱、组织结构模糊、分工协作机制缺乏，导致"上转容易、下转难"。[⑥] 有必要通过建章立制，充分发挥政府职能作用，为分级诊疗提供制度保障，提高区域协同医疗服务效率，建立紧密型医联体。[⑦] 提高基层医疗卫生服务水平，增强居民在基层医疗卫生机构就医的意愿。[⑧]

社区首诊制度规定居民在患病需要就诊时，须首先到社区卫生服务机构

[①] 黎梦：《成都市彭州社区全科医生管理存在的问题与对策研究》，电子科技大学硕士学位论文，2021。

[②] 郭廷建、陈廷瑞、庄载受：《实施全科医生县管乡用制度的实践探讨》，《中国医疗管理科学》2018 年第 6 期。

[③] 秦江梅、李思思、林春梅：《我国全科医生培养与使用激励机制改革进展及发展策略》，《中国全科医学》2020 年第 19 期。

[④] 邱宝华、黄蛟灵、梁鸿等：《家庭医生签约服务利用与满意度的比较研究》，《中国卫生政策研究》2016 年第 8 期。

[⑤] 杨超、郑雪倩、高树宽：《立法推进分级诊疗制度建设的思考》，《中国医院管理》2018 年第 2 期。

[⑥] 吕本艳、李黎、王亚辉等：《基层医务人员对基层首诊制的认可度及影响因素研究》，《中国卫生统计》2018 年第 6 期。

[⑦] 张慧林、成昌慧、马效恩：《分级诊疗制度的现状分析及对策思考》，《中国医院管理》2015 年第 11 期。

[⑧] 李显文：《对我国分级诊疗模式相关问题的思考》，《卫生经济研究》2015 年第 3 期。

接受家庭医生的诊疗。[1] 学者们对社区首诊制度的研究主要包含三个方面：一是社区首诊制度的实施意义。社区首诊制度的实施能够促进分级诊疗，是双向转诊和分级诊疗的关键，一方面，社区首诊制度的实施能够发挥自身优势将轻症患者截留在社区，同时将重症患者及时转诊到上级医院，实现社区诊疗与上级医院的协同合作；[2] 另一方面，社区首诊制度的实施有利于缓解上级医院压力，减轻居民就诊负担，避免医疗资源浪费。[3] 二是在推行社区首诊制度过程中存在诸多问题。在政府部门方面，基层社区医护中心补偿不足、社区卫生资源短缺、相关部门缺乏配合；[4] 在社区卫生服务机构方面，社区医生服务质量不高，难以满足居民个性化需求，且服务态度有待改进；[5] 在社区居民方面，居民对社区家庭医生信任不足，尚未完全了解家庭医生职能，未树立正确的健康理念。[6] 三是主要建议。针对家庭医生签约服务中存在的问题，学者们提出：构建完善的社区卫生服务补偿机制，提高社区家庭医生服务能力，加大家庭医生服务专项宣传力度，转变居民健康理念和就医观念。[7]

推行基本公共卫生服务制度能够为全体居民疾病预防提供保障，对家庭医生签约服务顺利开展以及实施健康中国战略具有积极作用。[8] 现有文献研

---

[1] 李再强、林枫：《国外社区首诊制度简介》，《中国卫生经济》2006 年第 2 期。

[2] 刘佳、冯泽永：《社区首诊制的实施困境分析及对策研究》，《中国全科医学》2012 年第 7 期。

[3] 马亚楠、何钦成：《社区全科医生首诊制是实现双向转诊制的有效途径》，《中国卫生经济》2007 年第 3 期。

[4] 钟颖、吴春玲、陈冠桦等：《广州市居民社区首诊意愿及影响因素研究》，《中国全科医学》2016 年第 16 期。

[5] 何钦成、马亚楠：《社区首诊制发展中的问题及其解决方法》，《中国卫生经济》2006 年第 8 期。

[6] 杜鹃、刘建华、马营营等：《北京市昌平社区门诊处方点评结果分析及管理对策》，《中国中医药现代远程教育》2017 年第 12 期。

[7] 高阔、甘筱青：《双向转诊的现状及趋势研究》，《中国全科医学》2010 年第 34 期；卢祖洵、李文祯、李丽清等：《对深圳市劳务工社区首诊制的思考及其启示》，《中国卫生政策研究》2016 年第 2 期。

[8] 董晓欣、张鹏飞、李鹏程等：《宁波市基本公共卫生服务项目实施现况及优化路径研究》，《中国社会医学杂志》2019 年第 1 期。

究发现，在基本公共卫生服务制度实施过程中存在均等化程度有待提高、签约服务内容缺乏科学性、绩效考核机制不健全、财政投入不足等问题。① 此外，学者从三个方面对基本公共卫生服务与家庭医生签约服务的有机融合展开研究：一是角色融合，加强家庭医生与基本公共卫生服务人员的分工协作及沟通交流，实现居民健康状况的双向反馈，提升家庭医生签约服务质量；② 二是服务融合，将基本公共卫生服务项目纳入家庭医生服务项目，针对不同居民的健康情况，提供各类个性化服务包；③ 三是理念融合，社区医护团队为居民提供医疗服务和基本公共卫生服务时，树立"预防为主、防治结合"的健康理念，多环节开展慢性病等疾病预防，控制高危人群健康危险因素，提高健康管理服务率。④

综上可见，全科医生制度、分级诊疗制度、社区首诊制度和基本公共卫生服务制度等相关制度的实施能够促进家庭医生签约服务顺利开展，学者们就存在的问题及相应对策展开研究，为家庭医生签约服务奠定制度基础，但在促进制度完善，以达到契合家庭医生签约服务发展需求方面，仍需要进一步探索研究，提出具有针对性的政策建议。

三　家庭医生签约服务考核评估

构建家庭医生签约服务绩效考核评价指标体系是家庭医生签约服务考核评估的重要内容，也是管理基层医疗卫生机构的重要方式。学者们采用德尔菲法确定家庭医生签约服务项目，有学者从医疗服务的"结构—过程—结

---

① 刘子言、肖月、赵琨等：《国家基本公共卫生服务项目实施进展与成效》，《中国公共卫生》2019 年第 6 期；秦江梅：《国家基本公共卫生服务项目进展》，《中国公共卫生》2017 年第 9 期；陈丽、舒展、姚岚：《基本公共卫生服务均等化的难点与对策》，《中国卫生经济》2011 年第 8 期。

② 孙华君、陈平、黄登敏等：《家庭医生签约服务现状及对策》，《卫生经济研究》2018 年第 11 期。

③ 董晓欣、张鹏飞、李鹏程等：《宁波市基本公共卫生服务项目实施现况及优化路径研究》，《中国社会医学杂志》2019 年第 1 期。

④ 黄蛟灵、方帅、梁鸿等：《家庭医生签约服务协同改革对居民健康管理的影响》，《中国卫生资源》2018 年第 4 期。

果"三个方面将服务基础、服务过程和质量、服务效果作为一级指标；[①] 有学者从"结构—过程"两个方面考量，构建的指标体系包括面对面服务、非面对面服务及面对面或非面对面服务 3 个一级指标，10 个二级指标，23 个三级指标；[②] 有学者以准备性评价指标、过程性评价指标、结果性评价指标为一级指标构建家庭医生签约服务评估指标体系；[③] 有学者从团队管理、服务内容、服务质量、工作创新四个方面构建家庭医生团队评估指标；[④] 有学者基于居民满意度、内部运营、资源、工作创新作为一级指标构建指标体系。[⑤] 为确保绩效考核指标权重确定的科学性，现有文献主要运用层次分析法[⑥]、专家咨询法与秩和比法[⑦]、主成分分析法[⑧]来确定不同服务项目的权重。

此外，家庭医生签约服务多以家庭医生团队形式提供，对签约服务团队绩效进行考核是常用的考核方式。在构建家庭医生团队考核指标时，有学者建议从各团队的绩效考核指标和团队内部绩效考核指标两个角度分析，以增强团队绩效考核指标的合理性；[⑨] 基于 IMOI 模型从投入、中介、产出、再投入四个维度构建指标体系，评估家庭医生签约服务团队

① 杨建玲、朱洪其、魏新萍等：《家庭医生签约服务模式下全科团队年度考核指标体系构建》，《中国卫生质量管理》2022 年第 1 期。

② 张璟瑜、刘利霞、王小刚等：《家庭医生签约服务团队内部考核指标体系构建研究》，《中国全科医学》2021 年第 25 期。

③ 龚静、江启成：《家庭医生签约服务评估指标体系构建研究》，《中国卫生政策研究》2018 年第 4 期。

④ 张计委、张军、陆海珠等：《全科服务团队分级绩效考核指标体系构建及应用效果分析》，《中国卫生资源》2012 年第 5 期。

⑤ 余昌泽、周志衡、王馨：《中山市 15 岁以上居民健康状况及其影响因素分析》，《中国卫生事业管理》2013 年第 10 期。

⑥ 孙欣然、万和平、韩裕乐：《功能社区家庭医生签约服务项目体系及权重研究》，《中国全科医学》2021 年第 34 期。

⑦ 欧伟麟、沈欢瑜、欧文森等：《基于德尔菲法的广东省全科团队家庭医生式签约服务绩效考核指标体系构建研究》，《中国全科医学》2018 年第 7 期。

⑧ 张璟瑜、刘利霞、王小刚等：《家庭医生签约服务团队内部考核指标体系构建研究》，《中国全科医学》2021 年第 25 期。

⑨ 谈思雯：《深圳市家庭医生团队绩效考核指标体系构建》，右江民族医学院硕士学位论文，2021。

的有效性。① 同时，逐级进行考核也是可以采取的方式，如区县考核社区卫生服务中心、社区卫生服务中心考核社区卫生团队负责人、团队负责人考核家庭医生，通过建立分级考核机制，提高家庭医生签约服务质量。②

总体来说，学者们认为构建家庭医生签约服务绩效考核评价指标体系有助于对家庭医生签约服务进行考核评估，并从服务数量、服务质量及群众满意度等角度，积极探索建立多层次、多结构的科学有效的指标体系，为构建完备的家庭医生签约服务考核制度提供支撑，但对于家庭医生签约服务运行、团队内成员情感关系、心理建设等影响家庭医生内部关系和工作效率的指标解读及筛选等研究还有待进一步深入。有必要进行深入分析和探索，遴选出更符合河北省家庭医生签约服务实际情况的评估指标。

四 家庭医生签约服务质量提升路径

在人口快速老龄化背景下，优化家庭医生签约服务，改善社区居民就医体验，需要充分调动多方资源。在提升家庭医生签约服务质量的策略上，现有研究主要集中在服务宣传、服务内容、服务质量、服务保障等四个方面。

一是服务宣传层面。家庭医生签约服务作为一种新生事物，要想获得居民认可就需要事先做好宣传工作，引导居民正确认识家庭医生签约服务，③一方面需要社区拓宽宣传渠道，通过线下健康教育活动和线上宣传相结合的方式，积极利用新媒体手段构建居民了解家庭医生签约服务相关信息的平台，④ 另一方面要加大对家庭医生签约服务的宣传力度，不仅要向社区居

---

① 马文翰、史大桢、赵亚利：《基于 IMOI 模型构建家庭医生签约服务团队评估指标的系统综述》，《中国全科医学》2022 年第 7 期。

② 余澒、张天晔、刘红炜等：《上海市社区家庭医生制服务模式的可行性探讨》，《中国初级卫生保健》2011 年第 10 期。

③ 谭萍芬、王军永、刘霞等：《基于"三圈管理"模型的家庭医生签约服务系统优化研究》，《中国卫生事业管理》2021 年第 9 期。

④ 张跃红、张拓红、王志锋：《北京市德胜地区居民家庭医生式服务的签约现状及影响因素调查》，《中国全科医学》2013 年第 37 期。

民详细介绍家庭医生签约服务相关政策，[①] 还要对家庭医生签约服务的内涵进行解读，提高居民对家庭医生签约服务的认知水平，进一步增强居民对家庭医生签约服务的认可度和信任感，提升家庭医生签约服务利用率。[②]

二是服务内容层面。居民是家庭医生签约服务的需求方，适宜的签约服务内容是满足居民健康需求的重要前提和保障，居民对家庭医生签约服务的满意度受其健康状况、婚姻状况、年龄、签约年限等因素影响，[③] 特别是健康状况不同的人口群体对家庭医生签约服务的需求存在差异，在设计家庭医生签约服务内容时需要保证满足居民需要，为慢性病群体、老年群体等重点人群提供个性化的签约服务包，促使签约人群从重点服务对象向年轻人等健康群体扩展。[④] 此外，家庭医生签约服务内容应包含预防和治疗两个方面，积极引导居民进行疾病预防，并且要注重中西医结合，发挥中医药在社区基本医疗、"治未病"慢病干预与康复、不同人群保健等方面的重要作用。[⑤]

三是服务质量层面。首先，必须重视对全科医生的培养与培训，全科医生是基层居民健康的"守门人"。[⑥] 作为全科医生培养的重要基地，医学院校及全科医生规范化培训中心应当编制专业的教学大纲、保证教学质量，为家庭医生签约服务顺利推进提供后备力量，[⑦] 同时，加强家庭医生继续教育培训，推广"全科导师"带教其他家庭医生的模式，鼓励家庭医生积极参

---

① 付英杰、王健、俞乐欣等：《健康中国背景下家庭医生签约服务发展中的问题与对策研究》，《中国全科医学》2019 年第 19 期。

② 芦炜、张宜民、梁鸿等：《基于需方的家庭医生签约服务实施效果评价——以慢性病为重点》，《中国卫生政策研究》2016 年第 8 期。

③ 赵静、刘芳羽、李泽等：《北京市家庭医生签约服务满意度研究——基于患者视角》，《卫生经济研究》2022 年第 1 期。

④ 杜兆辉：《城市社区家庭医生制服务的实践与思考》，《中国全科医学》2011 年第 31 期；郭学清、姜巍、张艳春等：《家庭医生签约服务的绩效考核及影响因素研究——基于北京市平谷区履约情况的分析》，《卫生经济研究》2021 年第 5 期。

⑤ 殷东、张家睿、王真等：《中国家庭医生签约服务开展现状及研究进展》，《中国全科医学》2018 年第 7 期。

⑥ 王雪云、姚峥嵘、田侃：《基于供给侧视角的我国分级诊疗相关问题思考》，《中国医院管理》2017 年第 3 期。

⑦ 陈皓阳、付硕雄、莫雯茜等：《家庭医生团队的优化研究——基于团队效能模型》，《卫生经济研究》2022 年第 2 期。

加专题培训、远程会议，积累经验，从而全方位地提高家庭医生专业技能水平。① 其次，制定完善的全科医生激励机制，注重全科医生的德、能、勤、绩等方面，既要保证全科医生获得合理的收入，满足其基本物质生活需要，又要建立畅通的晋升渠道及考核机制，给予全科医生必要的职业荣誉，满足其精神生活需要，以此调动全科医生工作积极性，为居民提供优质的服务。② 最后，提高社区卫生服务信息化能力，全科医生为签约居民提供服务时要及时为签约居民建立健康档案，完整记录居民健康状况、生活方式和诊疗情况，增进全科医生对签约居民健康状况的了解程度，从而为居民提供有针对性的健康指导服务③。

四是服务保障层面。政府是制度供给者、监督者和责任者，家庭医生签约服务质量提升需要政府发挥主导作用。④ 具体而言，需要政府增加家庭医生服务的专项投入，为家庭医生签约服务质量提升提供保障。比如，优化家庭医生工作条件、更新医疗设备，以改善基层医疗卫生服务环境;⑤ 发挥政府部门的监督和管理职能，通过实地走访调查，掌握家庭医生签约服务开展现状，保证家庭医生合理用药、合理控制签约居民医疗费用，保障签约居民权利，并制定科学合理的实施细则，为家庭医生签约服务质量提升提供制度保障;⑥ 加强部门间合作，协调多方面服务资源，畅通基层转诊渠道，提高家庭医生签约服务质量。⑦

---

① 殷东、张家睿、王真等：《中国家庭医生签约服务开展现状及研究进展》，《中国全科医学》2018 年第 7 期。
② 谭萍芬、王军永、刘霞等：《基于"三圈管理"模型的家庭医生签约服务系统优化研究》，《中国卫生事业管理》2021 年第 9 期。
③ 吴庆、索斯琴、曾志嵘：《广东省家庭医生签约服务政策分析》，《医学与哲学》2021 年第 16 期。
④ 杜兆辉：《城市社区家庭医生制服务的实践与思考》，《中国全科医学》2011 年第 31 期。
⑤ 姚银銮、周亮亮、熊季霞等：《我国家庭医生签约服务现状的系统评价》，《中国卫生事业管理》2019 年第 3 期。
⑥ 储召群、陈迎春、卞晓莉等：《乡村医生签约式服务模式推行的现状分析：基于大丰市试点调查》，《中国卫生经济》2015 年第 6 期。
⑦ 耿明菲、刘庆、耿剑平：《分级诊疗制度下基层医疗卫生机构 2 型糖尿病患者健康管理绩效评价指标体系的建立》，《临床医学研究与实践》2019 年第 4 期。

综合来看，家庭医生签约服务质量提升应当从服务宣传、服务内容、服务质量、服务保障四个方面出发，优化家庭医生签约服务资源配置，提高居民对家庭医生签约服务的认可程度。现有文献提出的应对策略可以在一定程度上缓解家庭医生签约服务发展过程中存在的问题，但是这些应对策略没有体现各时期阶段性以及因时因地因人群而宜原则，有必要针对河北省家庭医生签约服务实践问题，科学制定优化家庭医生签约服务策略。

五 家庭医生签约服务支持性政策体系

人口快速老龄化使得老年人健康问题日益严峻，居民就医需求增加，为缓解老年人就医压力，增加医疗服务可及性，保障家庭医生签约服务顺利推进，学者们建议完善家庭医生签约服务配套政策，建立家庭医生签约服务支持性政策体系。

一是完善财政政策，为家庭医生签约服务提供保障。一方面，加大家庭医生签约服务经费投入，完善社区卫生服务中心硬件设施，优化家庭医生工作环境，搭建覆盖全国的社区卫生服务网络，实现签约居民健康档案信息的互联和共享;[1] 另一方面，制定家庭医生人才引进政策，加大人才经费投入，为家庭医生提供交通补贴、工作津贴、住房补贴等，提高基层对医疗卫生服务人才的吸引力，壮大家庭医生队伍。[2]

二是完善医疗保险政策，提高家庭医生服务签约率。建立社区首诊及医疗保险按人头支付卫生费用的管理制度，考虑患者的年龄、性别、健康状况等因素，根据居民健康需求，逐步优化医疗保险支付方式，[3] 同时，患者通过家庭医生转诊至二、三级医疗机构进行核磁、CT、彩超检查，由此产生

---

① 梁鸿、贺小林：《中国家庭医生制度探索与改革的长宁模式》，《中国卫生政策研究》2017年第10期。

② 张玮：《开展家庭医生制服务的可行性分析与对策研究》，《中国全科医学》2011年第19期。

③ 张向东、赵京、兰丽娜等：《北京市社区卫生家庭医生式服务模式及激励机制探讨》，《中国全科医学》2014年第7期。

的医疗费用归入基层医疗卫生服务机构住院费用，使家庭医生成为居民健康和卫生费用的管理者。① 另外，针对不同等级医疗机构设置差异化的报销比例，将居民需求强烈的家庭医生服务项目纳入基本医疗保险项目，提高签约居民在基层医疗卫生机构就医的报销比例，发挥医疗保险政策的经济杠杆作用。②

三是完善收入分配政策，激发家庭医生工作积极性。在收入分配方面，制定科学合理的绩效考核标准，实施岗位工资和绩效工资相结合的方法，实行家庭医生签约服务费按劳分配制度，按照相应比例将家庭医生签约服务费计入家庭医生工资报酬，鼓励家庭医生积极开展签约服务，适当提高家庭医生收入。③ 同时，绩效工资分配时向偏远地区医护人员倾斜，提高家庭医生团队成员尤其是农村地区社区卫生服务人员的收入水平。④

综上所述，学者们对家庭医生签约服务支持性政策体系进行探索研究，对完善家庭医生签约服务配套政策具有借鉴意义。在老年人口规模不断增长的背景下，推行家庭医生签约服务有助于医疗资源合理配置，有利于健康中国战略有效推进，与积极应对人口老龄化国家战略相契合。因此，有必要构建家庭医生签约服务支持性政策体系，为河北省开展家庭医生签约服务构建良好的政策环境。

六　简要述评

从上述代表性文献可以看出，家庭医生签约服务兼具慢性病预防、并发症控制、健康老龄化等多重目标，以往关于家庭医生签约服务问题的研究为

① 殷东、张家睿、王真等：《中国家庭医生签约服务开展现状及研究进展》，《中国全科医学》2018 年第 7 期。

② 蒋晓霞、胡玲、吴燕萍：《浙江省责任医生签约服务的实践和思考》，《中国卫生政策研究》2015 年第 12 期。

③ 孙华君、陈平、黄登敏等：《家庭医生签约服务现状及对策》，《卫生经济研究》2018 年第 11 期。

④ 潘毅慧、刘登、曹海涛等：《上海市实施家庭医生制度的 SWOT 分析》，《中国全科医学》2012 年第 10 期。

我们提供了富有启示性的分析思路。但面对复杂的人口发展形势、慢性病成为疾病谱主要构成以及家庭医生签约服务效果不佳等现实情况，迫切需要坚持理论与实践相结合，深入开展家庭医生签约服务研究。本书围绕研究视角、目标导向和研究方法进行深化和拓展，把握家庭医生签约服务运行机理，探索提升家庭医生签约服务质量的主要路径，科学制定家庭医生签约服务支持性政策，有效提高居民健康水平和生活质量。

一是对多状态人群的家庭医生服务需求进行全面审视。不同收入水平、受教育程度、身体状况的人群有着一定的异质性，其对健康服务的实际需求和接受程度存在较大差异，并且，人口年龄结构、子女数量和居住方式不同，其对应的家庭医生签约服务模式亦有显著差异。本书从人口结构视角考察家庭医生签约服务需求，综合考虑不同结构状态的居民健康服务需求差异，全面审视家庭医生签约服务需求变动情况，探究各因素对家庭医生签约服务需求的影响机理。

二是以满足家庭医生签约服务需求为导向进行有效拓展。家庭医生签约服务目标不仅仅是提高健康档案规范率，更应有效满足家庭医生签约服务需求，切实提高老年人健康水平。当前，家庭医生签约服务内容不能满足居民需求，在政策制定和服务项目设置上不能充分适应社会经济环境和生活方式变化形势。本书以满足家庭医生签约服务需求为导向，将家庭医生签约服务嵌入国家基本公共卫生服务项目，归纳影响居民生活方式转变的主要因素，使家庭医生签约服务内容和服务方式更加符合居民需求。

三是以参与式实地调查法对家庭医生签约服务进行全程考察。社会决策要有严谨、科学的研究基础，要有翔实、准确的数据支撑。本书采取参与式实地调查法，深入分析河北省家庭医生签约服务实践，密切关注居民个体的行为方式和日常起居，实地记录居民家庭的健康消费行为、风险偏好和健康决策，为家庭医生签约服务研究提供实证数据和典型案例。本书将详尽分析不同居民群体接受健康服务的现实状况，清晰刻画家庭医生签约服务的动态变化过程。

第三节　研究内容和研究方法

一　研究内容

本研究重点关注家庭医生签约服务理论与实践问题，深入分析家庭医生签约服务相关理论与运行机理，通过参与式调查河北省家庭医生签约服务实践，分析家庭医生签约服务未能达到预期效果的根本原因及其症结所在，探寻提升家庭医生签约服务质量的主要路径。在研究内容上，主要包括以下四个方面。

（一）家庭医生签约服务相关理论

正确把握家庭医生签约服务的概念和内涵，进一步辨析和厘清家庭医生与全科医生、医院与基层医疗机构、现代医学与传统医学等三组概念，根据家庭医生签约服务的主要特点，把握家庭医生签约服务过程及其与相关理论之间的关系，分析公共产品理论、健康需求理论、委托代理理论、理性选择理论、不完全信息动态博弈理论和感知期望差距理论等。全面正确认识家庭医生签约服务的社会性特征，充分体现家庭医生签约服务供需的动态变动性，发现家庭医生签约服务主要规律及其运行机理，为分析家庭医生签约服务运行机制奠定基础。

（二）家庭医生签约服务政策制度

从政策制度层面对家庭医生签约服务进行延展性研究，分析家庭医生签约服务率偏低的症结所在，为家庭医生签约服务营造良好的制度环境。通过建立医方、患者、医疗保险等三方经济效用方程，应用多元博弈分析法，求取多目标下的帕累托最优解，分析医疗保险制度对家庭医生签约服务质量的影响。分析居民接受家庭医生签约服务的意愿与决策行为，从制度层面分析家庭医生签约服务率偏低的根本原因，正确认识政府强制与自主选择之间的辩证关系，提出科学合理的制度安排，增加居民近距离接触基层医疗卫生机构和家庭医生签约服务的机会。

（三）家庭医生签约服务实践经验

以河北省的家庭医生签约服务实践为基础，采用参与式实地调查法，深入调查家庭医生签约服务供给和居民健康服务需求状况，全面分析家庭医生签约服务开展情况，归纳总结河北在家庭医生签约服务方面取得的主要经验。发现家庭医生签约服务中存在的主要问题，为促进家庭医生签约服务全面有效开展，结合全省经济社会发展实际，探讨产生这些问题的根本原因及其症结所在。通过分析河北省家庭医生签约服务实践及其所表现出的规律性，归纳提出具有借鉴意义的经验启示，为在全国范围内全面开展家庭医生签约服务提供参考，为有效提升家庭医生签约服务质量奠定基础。

（四）家庭医生签约服务质量提升路径

从建立居民健康档案、筛选重点服务人群、签约开展健康服务、考核评估服务绩效等四个步骤入手，深入分析家庭医生签约服务工作流程，全面分析家庭医生签约服务质量评价实践。以现有服务质量评价基本框架为基础，改进和调整家庭医生签约服务质量评价模式，建立家庭医生签约服务质量评价指标体系，提出家庭医生签约服务质量评价原则及其基本框架。以家庭医生签约服务运行机理为基础，分析制约家庭医生签约服务质量有效提升的主要因素，从树立科学服务理念、完善相关政策制度、有效开展服务活动等三个方面，提出提升家庭医生签约服务质量的有效路径。

二 研究方法

本研究将以客观可靠的资料数据为基础，坚持理论与实践相结合，科学分析家庭医生签约服务运行机理，构建家庭医生签约服务效果分析模型，实证研究影响家庭医生签约服务质量的主要因素，探索促使家庭医生签约服务全面有效开展的主要路径，建立完善相应的支持性政策体系。在研究方法上，主要包括以下三个方面。

（一）实地调查法

基于签约居民个体视角研究家庭医生签约服务政策及其相关问题，应用分层抽样法选取3~5个地区为样本，研究人员全程参与家庭医生签约服务，采取直接观察、小组座谈讨论、采访主要知情者和当事人、问卷调查签约居民家庭等参与式实地调查法，每个地区问卷调查 300 名老年人、走访 100 户老年家庭、召开两次座谈讨论会，掌握家庭医生签约服务实践中的一手资料和典型案例。

（二）数理分析法

将数理分析法与规范研究法相结合，分析经济社会因素对家庭医生签约服务供需的影响机理，揭示家庭医生签约服务需求与各因素之间的双向反馈作用，应用不完全信息动态博弈理论构建医疗保险支付制度分析模型，应用感知期望差异理论构建签约居民服务满意度分析模型，从广度和深度两个维度对影响家庭医生签约服务质量的主要因素进行分析。

（三）系统归纳法

通过系统研究、比较研究和归纳研究，对包括公共卫生政策、宣传政策、财政政策、教育政策和医疗保险政策在内的家庭医生签约服务政策体系进行分析，统筹考量家庭医生签约服务政策的运行机制、政策设计和基层实践逻辑，探寻有效提升家庭医生签约服务质量的主要路径，建立完善的家庭医生签约服务支持性政策体系。

第四节 体系结构和创新点

一 体系结构

从章节分布来看，本书共分为十章。

第一章，绪论。主要包括选题依据和研究意义、文献综述、研究内容和研究方法、体系结构和创新点。

第二章，历史进程和发展现状。家庭医生签约服务是在经济社会新形势下逐渐发展起来的医疗服务模式，其核心是开展基本医疗和健康管理服务，对区域范围内的居民进行常见病诊疗和预防性健康干预。本章将对家庭医生签约服务发展历程进行梳理，重点分析家庭医生签约服务现状及其面临的主要困境，为探索家庭医生签约服务运行规律，以及全面推进家庭医生签约服务奠定基础。

第三章，概念界定与相关理论。家庭医生签约服务是国家医疗卫生服务体系中的重要组成部分，其所涉及的概念有着一定特指性，这些概念与健康服务理念密切相关，在对家庭医生签约服务理论进行深入研究之前，有必要预先明晰和界定这些概念。本章以家庭医生签约服务的概念和内涵为基础，对相关理论进行分析，进一步探究家庭医生签约服务运行机理，探寻有效提升家庭签约服务质量的主要路径。

第四章，家庭医生签约服务运行规律。家庭医生签约服务的核心目标是维护人民群众健康，其基本内涵是建立健全家庭医生签约服务的内在激励与外部支撑机制，鼓励引导二级以上医院和民办医疗卫生机构参与，调动家庭医生开展签约服务的积极性，为群众提供综合、连续、协同的基本医疗卫生服务。本章通过把握家庭医生签约服务相关制度及其特点，分析家庭医生签约服务运行机理，发现家庭医生签约服务有效运行的主要规律。

第五章，家庭医生签约服务质量评价。家庭医生签约服务是一项综合性社会服务工作，衡量其服务质量的指标并不固定，难度较大。本研究通过深入分析家庭医生签约服务工作流程，全面认识家庭医生签约服务质量评价及其主要特征，以现有服务质量评价基本框架为基础，提出家庭医生签约服务质量评价模式，以便于科学分析家庭医生签约服务质量的影响因素。

第六章，家庭医生签约服务质量影响因素。家庭医生签约服务质量是政策、文化等因素共同作用的结果，在社会经济发展的不同阶段，各因素对家庭医生签约服务的影响程度不尽相同。家庭医生签约服务直接关系到居民健康水平和生命质量，具有较为明显的外部性特征，这就要求各因素不仅要从广度上保障家庭医生签约服务全面开展，更要从深度上保障家庭医生签约服务有效开展，两者从不同层面反映了家庭医生签约服务情况。本章将在这两个维度上对影响家庭医生签约服务质量的主要因素进行分析。

第七章，相关政策制度分析。家庭医生签约服务与多项政策制度相关联，科学制定相关政策制度并使之协同配合，是家庭医生签约服务有效开展的关键。在第六章研究的基础上，本章对影响家庭医生签约服务高质量发展的因素进行延展性研究，从政策制度层面分析家庭医生签约服务率偏低以及"签而不约"问题的症结所在，以便于为开展家庭医生签约服务营造良好的制度环境。

第八章，河北实践经验与启示。河北省是全国最早开展家庭医生签约服务的省份之一，近年来，河北省家庭医生签约服务工作取得了很大成效。本章通过全面分析河北省家庭医生签约服务开展情况，总结河北省在家庭医生签约服务方面的主要经验，同时探寻家庭医生签约服务中存在的主要问题及其症结所在，为在全国范围内有效开展家庭医生签约服务提供借鉴和参考。

第九章，家庭医生签约服务质量提升路径。家庭医生签约服务质量决定着居民的满意度和获得感，这是开展家庭医生签约服务的根本目标。有必要深入分析家庭医生签约服务运行机理，借鉴河北省开展家庭医生签约服务所积累的经验，发现制约家庭医生签约服务质量提升的主要因素及其症结所在。本章从树立科学服务理念、完善相关政策制度、有效开展服务活动等三个方面，提出提升家庭医生签约服务质量的有效路径。

第十章，主要结论。本章从三个方面对本书研究观点进行总结。一是家庭医生签约服务运行机理，把握家庭医生签约服务相关制度及其主要特点，发现促进家庭医生签约服务有效运行的主要规律；二是家庭医生签约服务质量及其提升路径，建立家庭医生签约服务质量评价指标体系，探寻提升家庭医生签约服务质量的有效路径；三是家庭医生签约服务支持性政策体系，从政策制度层面分析家庭医生签约服务相关问题的根本原因，为家庭医生签约服务营造良好的制度环境，保障家庭医生签约服务高质量开展。

二　主要创新点

本研究主要在以下四个方面有所创新，以期对全面有效开展家庭医生签约服务具有一定理论价值和实践指导意义。

（一）运行机理

通过梳理家庭医生签约服务内容，分析与之密切关联的政策制度，通过人、事、财、法等四个维度，分别对家庭医生签约服务的服务主体、服务内容、资金投入、法制环境等进行考察，把握家庭医生签约服务相关制度及其运行特点，探究家庭医生签约服务运行机理，以及各项政策制度对家庭医生签约服务的影响，发现促进家庭医生签约服务有效运行的主要规律。

（二）制度分析

通过建立医方、患者、医疗保险等三方经济效用方程，应用多元博弈分析法，求取多目标下的帕累托最优解，分析医疗保险制度对家庭医生签约服务质量的影响，并通过分析居民接受家庭医生签约服务的意愿与决策行为，从制度层面分析家庭医生签约服务率偏低的根本原因，提出科学合理的制度安排，增加居民近距离接触基层医疗卫生机构和家庭医生签约服务的机会。

（三）质量评价

从建立居民健康档案、筛选重点服务人群、签约开展健康服务、考核评估服务绩效等四个步骤入手，深入分析家庭医生签约服务工作流程，全面了解家庭医生签约服务质量评价实践，以现有服务质量评价基本框架为基础，改进和调整家庭医生签约服务质量评价模式，建立家庭医生签约服务质量评价指标体系，为科学分析家庭医生签约服务质量影响因素奠定基础。

（四）实现路径

将提升家庭医生签约服务质量作为一项系统性社会工程，充分考虑医疗卫生服务体系运行状态，密切结合财政、医疗保险、教育、民政等部门的相关制度安排，从树立科学服务理念、完善相关政策制度、有效开展服务活动等三个方面，深入分析家庭医生签约服务过程中存在的主要问题，发现制约家庭医生签约服务质量提升的症结所在，提出提升家庭医生签约服务质量的主要路径。

第二章　历史进程和发展现状

家庭医生签约服务是在经济社会新形势下逐渐发展起来的医疗服务模式，其核心是开展基本医疗和健康管理服务，对区域范围内的居民进行常见病诊疗和预防性健康干预。本章将对家庭医生签约服务发展历程进行梳理，重点分析家庭医生签约服务现状及其面临的主要困境，为探索家庭医生签约服务运行规律，以及有效开展家庭医生签约服务奠定基础。

第一节　历史进程

近年来，我国家庭医生签约服务取得了长足进步，服务内容逐渐丰富，服务制度逐步完善，服务质量明显提高，为完善医疗卫生服务体系和建立合理就医秩序发挥着重要作用。回顾家庭医生签约服务发展历程，从理念引入到全国推广，经历了酝酿萌芽、试点探索和全面实施三个阶段。[①]

一　酝酿萌芽阶段

家庭医生签约服务是对医疗卫生服务体系和服务理念的重大创新。20世纪60年代，家庭医生签约服务起源于欧美等西方国家，在医疗卫生服务分级诊疗和解决"看病贵、看病难"问题上，家庭医生签约服务制度表现出显著优势。90年代开始，家庭医生签约服务在我国逐渐得到推广和普及。

[①] 孙彩霞、刘庭芳、蒋峰等：《我国家庭医生相关政策发展历程与推行研究》，《中国全科医生》2021年第7期。

1997～2008 年，家庭医生签约服务从制度酝酿到逐渐萌芽，共经历了 12 年时间。

1997 年 1 月，《中共中央、国务院关于卫生改革与发展的决定》提出，发展全科医学，培养全科医生，以预防为主，中西医并重，以社区、家庭为服务对象，积极发展社区卫生服务；同年 5 月，《国务院批转卫生部等部门关于发展和完善农村合作医疗若干意见的通知》提出，促进农村三级医疗预防保健网建设和农村基层卫生队伍巩固与发展，虽然尚未明确提出家庭医生签约服务，但其工作内容和发展重点均指征着家庭医生签约服务制度在酝酿之中。

2000 年 1 月，卫生部印发《关于发展全科医学教育的意见》提出了"加快发展全科医学，培养全科医生"的重要决策，要求构建全科医学教育体系基本框架，建立起具有中国特色的、适应卫生事业改革与发展需要的全科医学教育体系，培养能应用生物—心理—社会医学模式开展集预防、医疗、保健、康复、健康教育、计划生育技术服务于一体的卫生技术人才，形成一支高素质的以全科医师为骨干的社区卫生服务队伍，承担起常见病、多发病、慢性病的防治任务，将预防保健措施落实到社区、家庭和个人。

2001 年 3 月，国家进一步将农村初级保健工作纳入社会发展规划，《中国农村初级卫生保健发展纲要（2001—2010 年）》提出，健全农村卫生服务体系，完善医疗保健服务功能，实行多种形式的农民医疗保障制度，解决农民基本医疗和预防保健问题，努力控制危害严重的传染病、地方病，使广大农村居民享受到与经济社会发展水平相适应的基本卫生保健服务，不断提高农民的健康水平和生活质量。

2006 年 2 月，《国务院关于发展城市社区卫生服务的指导意见》明确提出，全科医师和社区卫生服务机构在基层医疗卫生服务中具有重要作用，主要为社区居民提供公共卫生服务和基本医疗服务，有助于形成从治疗转向预防的医疗卫生观念，解决大医院过分集中优质卫生资源而社区医疗卫生服务资源严重短缺的问题，为之后的家庭医生签约服务政策制度的试点探索和全面实施奠定了基础。

二　试点探索阶段

随着经济社会发展和群众健康需求增加，我国城市和农村医疗卫生资源配置不合理问题日益凸显。2000 年以来，国家开始建立健全社区卫生服务体系，着重发展基本医疗服务和农村初级卫生保健，基层医疗卫生服务取得较大成效，之后，提出建立城市社区卫生服务机构，这为试点地区探索性开展家庭医生签约服务提供了组织基础。2009～2015 年，随着医药卫生体制改革工作全面推行，我国家庭医生签约服务开始在重点省份、重点地区进行试点探索。

2009 年 3 月，《中共中央 国务院关于深化医药卫生体制改革的意见》提出，加强基层医疗卫生人才队伍建设，特别是对全科医生的培养和培训，着力提高基层医疗卫生机构服务水平和质量；转变基层医疗卫生机构运行机制和服务模式，逐步建立分级诊疗和双向转诊制度，为群众提供便捷、低成本的基本医疗卫生服务；完善全科医师任职资格制度，健全农村和城市社区卫生人员在岗培训制度，鼓励社区卫生人员参加学历教育，促进乡村医生执业规范化，尽快实现基层医疗卫生机构配备合格的全科医生；树立家庭医生签约服务理念，培养合格的家庭医生，建设具备相应能力和素质的家庭医生队伍。

2010 年 3 月，国家发展改革委等六部门联合印发的《以全科医生为重点的基层医疗卫生队伍建设规划》提出，针对基层医疗卫生人才队伍建设相对滞后、数量不足、素质不高和队伍不稳定等问题，大力加强基层医疗卫生人才培养，积极鼓励和引导医疗卫生人才到基层服务，用制度和机制留住并用好基层医疗卫生人才，到 2020 年，通过多种途径培养 30 万名全科医生，逐步形成一支数量适宜、质量较高、结构合理、满足基本医疗卫生制度要求的基层医疗卫生队伍，基本满足"小病在基层"的人力支撑要求。

2011 年 7 月，《国务院关于建立全科医生制度的指导意见》进一步明确了建立全科医生制度的重要性和必要性，坚持保基本、强基层、建机制的基本路径，遵循医疗卫生事业发展和全科医生培养规律，改革全科医生执业方式，引导全科医生到基层执业，逐步形成以全科医生为主体的基层医疗卫生人才队伍，为群众提供安全、有效、方便、价廉的基本医疗卫生服务，建立起充满生机和活力的全科医生制度，基本形成统一规范的全科医生培养模式和"首诊在基层"的服务模式，全科医生与城乡居民之间形成比较稳定的服务关系。

2015 年 9 月，国务院办公厅印发的《关于推进分级诊疗制度建设的指导意见》指出，通过基层在岗医师转岗培训、全科医生定向培养、提升基层在岗医师学历层次等方式，多渠道培养全科医生，逐步向全科医生规范化培养过渡，提高全科医生的基本医疗和公共卫生服务能力，发挥全科医生作为居民健康"守门人"的作用。通过政策引导，推进居民或家庭自愿与家庭医生服务团队签订协议，家庭医生服务团队向签约居民提供协议中约定的基本医疗服务和公共卫生服务，除按规定收取签约服务费外，不再另行收取其他费用。探索提供差异性服务、分类签约、有偿签约等多种签约服务形式，满足居民多层次服务需求。

另外，各年度的国务院关于深化医药卫生体制改革主要工作安排均提到，以社区卫生服务体系建设和农村初级卫生保健为基础，加强以全科医生为主的基层人才队伍建设，制定全科医生规范化培养标准，开展全科医生转岗培训，实行全科医生、家庭医生负责制，推动家庭医生签约服务全面普及。

三 全面实施阶段

转变基层医疗卫生服务模式，是深化医药卫生体制改革的重要任务，也是新形势下更好地维护人民群众健康的重要途径。家庭医生签约服务是转变基层医疗卫生服务模式的重要组成部分，经过充分酝酿和试点探索，坚持以预防为主、治疗为辅的基本原则，在基层开展执业方式和服务模式改革，主动适应社会经济发展实际，建立并形成具有中国特色的医疗卫生服务体系。2016 年以来，家庭医生签约服务逐渐成为基层医疗卫生服务创新发展的重要抓手，并开始步入全面实施阶段。

2016 年 6 月，国务院医改办等七部门印发《关于推进家庭医生签约服务的指导意见》指出，确定家庭医生团队服务的项目、内涵、流程、规范、标准，明确签约服务内容，为居民提供基本医疗、公共卫生和约定的健康管理服务，在就医、转诊、用药、医保等方面围绕签约居民需求实行差异化政策，引导居民有效利用签约服务，增强签约服务的吸引力。重点在签约服务的方式、内容、收费、考核、激励机制等方面有所突破，优先覆盖老年人、孕产妇、儿童、残疾人等人群，以及高血压、糖尿病等慢性疾病和严重精神障碍患者，并逐步将签约服务扩大到全人群，形成长期稳定的契约服务关系，基本实现家庭医生签约服务制度全覆盖。

2017 年 2 月，国务院办公厅印发的《中国防治慢性病中长期规划（2017—2025 年）》明确，鼓励基层医疗卫生机构与老年人建立签约服务关系，优先将慢性病患者纳入家庭医生签约服务范畴，积极推进高血压、糖尿病、心脑血管疾病、肿瘤、慢性呼吸系统疾病患者的分级诊疗，形成基层首诊、双向转诊、上下联动、急慢分治的合理就医秩序，健全"治疗—康复—长期护理"服务链，为老年人和慢性病患者提供持续的健康管理和医疗服务，并使国家慢性病综合防控示范区建设与分级诊疗、家庭医生签约服务相融合，强化政府主体责任，落实相关部门工作职责，进而有效促进家庭医生签约服务全面开展。

2017 年 4 月，国务院办公厅印发的《关于推进医疗联合体建设和发展的指导意见》提出，扎实推进家庭医生签约服务，以高血压、糖尿病等慢性病为重点，在医联体内加快推进家庭医生签约服务，优先覆盖老年人、孕产妇、儿童、残疾人等重点人群，以需求为导向做好家庭医生签约服务。通过签订服务协议方式，鼓励和引导居民到社区首诊，确需转诊的，由医联体上级医院为签约居民提供优先接诊、优先检查、优先住院等服务。探索对部分慢性病签约患者提供不超过 2 个月用药量的长处方服务，有条件的地方可以根据双向转诊患者就医需求，通过延伸处方、集中配送等形式加强基层和上级医院用药衔接，方便患者就近就医取药。

2018 年 1 月，国务院办公厅印发的《关于改革完善全科医生培养与使用激励机制的意见》提出，建立健全适应行业特点的全科医生培养制度，完善全科医生薪酬制度，创新全科医生激励机制，拓展全科医生职业发展前景，并进一步明确了工作目标，到 2020 年，全科医生职业吸引力显著提高，城乡分布趋于合理，服务能力显著增强，全科医生与城乡居民之间形成比较稳定的服务关系，城乡每万名居民拥有 2~3 名合格的全科医生；到 2030 年，全科医生培养制度更加健全、激励机制更加完善，城乡每万名居民拥有 5 名合格的全科医生，全科医生队伍基本满足健康中国建设需求。

2020 年 3 月，国家卫生健康委办公厅印发的《关于基层医疗卫生机构在新冠肺炎疫情防控中分类精准做好工作的通知》提出，疫情防控期间，鼓励基层医疗卫生机构围绕家庭医生签约服务和基本公共卫生服务项目创新服务模式，针对孕产妇、儿童、老年人，以及高血压、糖尿病等慢性病患者的健康管理，可通过电话、微信、短信、视频、智能语音、区域健康云 App 等多种途径开展随访服务。家庭医生签约服务团队主动关心签约居民，推送具有针对性的个性化健康教育和疫情防控信息，提供健康宣教服务，指导签约居民进行自我健康管理与个人防护，进一步提升签约居民对家庭医生签约服务的满意度和获得感。

第二节　发展现状

近年来，家庭医生签约服务已经在全国全面开展，无论是在服务能力还是服务效果上，均取得了长足发展，签约服务队伍进一步壮大，国家财政对家庭医生签约服务的经费支持力度持续加大，签约服务内容能够基本满足居民健康服务需求。

一　签约服务队伍进一步壮大

家庭医生签约服务团队是医院与基层医疗卫生机构之间资源和服务连接的纽带，三级综合医院的专科医生与社区医生共同组建家庭医生团队，为签约居民提供集医疗、护理和预防保健于一体的综合、持续的卫生健康服务。

全科医生是开展家庭医生签约服务的主体,在全科医生培养方面,国家高度重视全科医生队伍建设,不断完善全科医生培养体系,发展壮大全科医生队伍,注重建立完善的全科医学实践培训基地网络,加大全科医学培训基地建设力度,提高全科医生培养质量。鼓励二级及以上医院专科医师参加全科医生转岗培训,进一步拓宽全科医生培养渠道。

全国各地根据全科医学师资培训需求,以临床师资和基层实践师资为重点进行培训,初步形成了一支数量适宜、结构合理、分布均衡、能够基本胜任全科医生培养工作的师资队伍。鼓励医学院校在全科医学实践培训基地聘请有教学能力的全科医生承担教学任务,并在人员配备、职称评聘、工作量考核等方面给予支持。同时,国家卫生健康委与教育部强化医教协同,深化临床医学人才培养改革,明确构建以"5+3"为主体、"3+2"为补充的院校医学教育、毕业后医学教育、继续医学教育三阶段有机衔接的全科医学人才培养体系。

截至 2020 年底,全国共择优遴选了全科住院医师规范化培训专业基地 689 个、助理全科医生培训基地 593 个、全科重点专业基地 47 个,累计培训全科医学师资 3.1 万人。培训合格的全科医生达到 40.6 万人,每万人口对应的全科医生数量为 2.9 人,顺利实现 2020 年每万名居民拥有 2~3 名合格的全科医生的阶段性目标,为推进家庭医生签约服务和建立分级诊疗制度提供了有力的人才保障。[1]

二　国家财政资金支持力度持续加大

为了满足居民个性化的健康服务需求,政府主导并支持社会力量开展家庭医生签约服务,对于社会办医疗机构为居民提供的基本医疗服务,政府以购买服务方式,分类分级安排财政资金予以补助,同时鼓励社会力量以众创、众筹等方式开办名医工作室、医生集团、护士集团,为医护人员下基层、进社区开展医疗健康服务提供更好的执业平台。

---

[1]　http://www.nhc.gov.cn/wjw/jiany/202112/57a6e08e064d4a0a964d24829c8f6de9.shtml.

从实践来看，家庭医生签约服务主动与基本公共卫生服务项目相融合，并在基本公共卫生服务项目基础上，增加了基本医疗服务等相关内容。基本公共卫生服务项目经费优先保障支付业务和家庭医生签约服务费用。家庭医生签约服务费用包括基础性服务包服务费用和个性化服务包服务费。通过测算基本公共卫生服务项目业务成本，确保基本公共卫生服务项目正常开展，并按照一定补助标准核定家庭医生签约服务团队人员绩效工资总额，将全科医生岗位津贴在绩效工资中单列，充分发挥绩效工资对家庭医生签约服务的激励导向作用。

近年来，国家对基本公共卫生服务项目投入逐年加大，人均经费从2010年的25元增加到2020年的74元，2021年的人均基本公共卫生服务经费补助标准为79元，新增5元统筹用于基本公共卫生服务和基层医疗卫生机构疫情防控工作。在家庭医生签约服务对个人免费或少量象征性收费的情况下，基本公共卫生服务项目经费为全面开展家庭医生签约服务提供了资金保障。

三 签约服务内容基本满足居民需求

家庭医生团队根据签约居民的服务需求，通过采取现场咨询、上门服务等方式，为居民提供医防融合、综合连续的医疗卫生服务，并统筹做好基本医疗服务和公共卫生服务等工作，取得了良好的服务效果，在具体服务内容上，主要包括以下五个方面。

一是开展常见病、多发病诊疗服务。主要是常见病、多发病门诊、急诊和住院服务，重点是开展高血压、糖尿病、儿童常见病等专科服务，以及康复、口腔、中医药、心理卫生等基层综合诊疗服务。

二是预约诊疗服务。通过手机客户端、电话、互联网等，开展分时段预约，方便签约居民接受儿童保健、预防接种、健康体检、慢性病管理等健康管理服务。

三是转诊服务。家庭医生与二级以上医院专科医生保持紧密联系，对确需转诊的患者及时予以转诊或提供就医路径指导，为转诊患者建立绿色通道，居民可以通过家庭医生获得医院专家号、预留床位等就医便利。

四是个性化签约服务。提供健康咨询、评估、行为干预、用药指导等个性化服务，结合实际开展"菜单式"服务，为有康复需求的残疾人和计划生育特殊家庭提供精准化服务，明确上门服务项目清单。

五是公共卫生服务。以高血压、糖尿病等慢性病管理为突破口，将健康档案管理、慢性病患者随访、健康教育等公共卫生服务与临床治疗服务进行整合，对于患有多种慢性病的患者，统筹考虑患者健康状况，力争在单次服务中满足居民多项健康需求，进而提升家庭医生签约服务效率。

近年来，国家卫生健康委积极稳妥推进家庭医生签约服务，开展了一些实质性服务工作：一是扩充师资培训队伍，开展全科专业住院医师规范化培训、助理全科医生培训、转岗培训、订单定向免费医学生培养，多途径引导医疗卫生人员参与家庭医生签约服务。二是加强家庭医生签约服务能力培训，以基层医疗卫生人员能力提升培训项目为抓手，提升家庭医生对于常见病、多发病的诊疗能力和对传染病的识别、处置能力。三是持续丰富家庭医生签约服务内容，以居民健康需求为导向，为老年人、残疾人等弱势群体开展上门医疗、长处方、"互联网+签约服务"等服务。四是实行精细化管理服务，保障签约必履约，切实增强签约居民的服务获得感，通过信息化手段引导居民有效利用签约服务。五是加大家庭医生签约服务的宣传力度，通过举办"世界家庭医生日"等主题活动，加强家庭医生签约服务政策宣传，提高群众的知晓率和参与度。

第三节　面临的主要困境

近年来，我国家庭医生签约服务取得了很大进展。但实地调查发现，当前家庭医生签约服务过程中依然存在一些问题，如家庭医生签约服务的履约率较低，不同程度地存在"签而不约"现象，"虚假签约"问题较为普遍，"签而不约"问题较为严重。家庭医生签约服务面临的发展困境主要体现在健康理念、服务内容、保障政策、考核制度等四个方面，制约了家庭医生签约服务质量的有效提升，需要以居民需求为导向，有针对性地完善家庭医生签约服务制度。

一　健康理念有待进一步增强

实地调查了解到，当被问及可以享受到哪些家庭医生签约服务项目时，除免费健康体检外，有七成以上的居民想不出来还接受了哪些服务项目。翻阅基层医疗机构健康管理资料发现，机构确实开展了健康教育、健康咨询、预防保健、慢性病随访等健康服务工作，但居民健康知晓率偏低，缺乏服务获得感，尚未真正树立起科学的健康理念。目前，广大群众尤其是老年人在健康生活方面存在以下三个现象，不利于家庭医生签约服务的有效开展。

一是盲目相信"灵丹妙药"。老年人经常收听收看广播电台、电视台的健康节目，在得知某药品专门用于治疗心脑血管疾病、高血压、糖尿病等后，往往会倾其所有地追捧购买。当前，有九成以上的广播电台健康频道成为卖药热线，有的被不法商家所利用，一些电视台健康节目也有将健康知识绝对化、片面化之嫌，很多老年人误将其作为健康处方而自行"对症"治病。

二是迷信保健器械或保健品。保健品公司在城乡社区广泛开设体验店，居民不愿接受基层医疗卫生机构的健康教育活动，却愿意起早排队领取鸡蛋、挂面等小礼品，参加"国医大师"保健知识讲座，讲座内容多为宣传某种保健品或保健器械具有"有病治病、没病防病"的神奇功效，勤俭朴素的老年人动辄花费几百元甚则数千元购买"保健品"或"保健器械"。

三是首选大医院就医。当身体出现不适时，大多数患者家属首选到三甲医院等综合医院检查就诊，主要原因是对基层医疗卫生机构及家庭医生的诊疗能力不了解、不信任，误认为其专业技术水平较低，而大医院仪器先进、诊断准确，不会延误病情，其实过度检查、过度用药、过度治疗，不仅伤财，而且伤身。

我国居民尚未形成科学的健康理念，这直接决定于医疗卫生服务体系不健全，当然也与家庭医生签约服务的宣传力度还不够有着很大关系。中医适宜技术普及情况不佳，打针输液成为居民的一种就医习惯，手术、心脏支架、透析、放化疗等已耳熟能详，社会上曾出现反中医和反西医的争论，官方权威部门尚未明确界定中医、西医的各自优势、劣势及其适用条件，致使广大群众无所适从，难以做出科学合理的就医选择。

二　服务内容有待进一步调整

近年来，我国围绕家庭医生签约服务进行了大量实践和有益尝试，取得了一定的成效。家庭医生签约服务内容呈现逐年增加态势。服务对象范围逐步扩展，从老年人、慢性病人、婴幼儿、孕产妇等重点人群，逐步扩展到贫困人口、残疾人、计划生育特殊家庭，以及肺结核、新冠肺炎等传染病患者。服务项目从基本医疗和公共卫生服务逐步扩展到转诊治疗、康复护理等。

但是，在家庭医生签约服务政策制定和项目设计时，多是行政性的，未能从需求角度考察居民的具体实际，家庭医生签约服务供给不能真正满足居民需求，主要表现为供给结构性不足，健康服务供给量较大但未能充分考虑社会经济环境、居民生活方式的变化，服务供给依然不能满足居民健康需求，致使服务效果大打折扣。当前缺乏家庭医生签约服务内容动态调整机制，家庭医生签约服务并不能完全转化为有效供给，往往流于形式，造成大量宝贵的服务资源被浪费。

另外，居民在接受签约服务后，可能会因突发性健康问题、年龄增加或者居住地迁移等而使未来接受签约服务的地点和内容发生变化，这种变化既可能是服务项目变更，也可能是服务机构或服务区域变更，但对此当前区域间缺乏有效衔接机制，不能自动实现有效衔接，导致遗漏服务或重复服务等现象出现。从这个意义上讲，有必要以居民实际健康服务需求为导向，对家庭医生签约服务项目、服务内容、服务机构进行适当调整和改进。

三　保障政策有待进一步完善

家庭医生签约服务是一项系统性工作，其有效运行有赖于相关政策制度支持。现阶段，家庭医生配备不足和群众对家庭医生认可度偏低并存，成为制约家庭医生签约服务有效开展的重要因素。除财政政策支持外，人才引进培养政策和医疗保险政策对家庭医生签约服务也具有重大影响，前者主要关系到家庭医生签约服务队伍建设，后者决定着居民接受家庭医生签约服务的主动性和积极性。

家庭医生签约服务主要由基层医疗卫生机构提供，并以家庭医生团队形式开展服务，每个服务团队至少配备 1 名家庭医生和 1 名护理人员，平均每名家庭医生签约人数不超过 2000 人。2018 年，国家卫生健康委、国家中医药管理局《关于规范家庭医生签约服务管理的指导意见》对合格家庭医生资格进行了重新界定和扩展，不仅包括助理全科医生和中医类别全科医生，还包括执业注册为全科医学专业或经全科医生相关培训合格、选择基层医疗卫生机构开展多点执业的在岗临床医师，以及经全科医生相关培训合格的中级以上职称退休临床医师。统计结果显示，2020 年全国共有全科医生 40.6 万人，按每名全科医生对应 2000 人计算，这些全科医生仅能承担全国 57.59% 的人口签约服务量，全科医生供需缺口高达 29.9 万人。[①] 因此，迫切需要进一步完善人才引进培养政策，加大全科医生培养和转岗培训力度，建设一支与我国家庭医生签约服务需求相适应的全科医生队伍。

医疗保险政策与家庭医生签约服务实践不协调，现有医疗保险报销规定不支持居民门诊治疗，门诊费用完全是居民自费或由医疗保险个人账户支付，只有住院费用才能由医疗保险统筹账户按比例报销，再加之，居民存在"大医院设备先进、诊断准确、不误诊"的认识误区，其更倾向于到大医院就诊或住院治疗。另外，医疗保险政策不支持预防保健服务，目前医疗保险基金仅用于支付住院期间的基本医疗费用，而出院后的康复治疗

---

① 根据《2020 年我国卫生健康事业发展统计公报》整理计算。

费用不予报销，更不用说日常的中医保健费用了。从本质上讲，减少医疗保险基金支出的有效途径是提高居民健康水平。让更多人处于健康状态，不生病、少生病，通过增强居民体质和抵抗力，使其患病率尤其是患严重疾病的可能性显著降低，从而有效减少医疗保险基金支出，但当前的医疗保险基金并不能用于支付预防保健费用，严重影响了居民参与家庭医生签约服务的积极性。

四　考核制度有待进一步健全

当前，家庭医生签约服务主要归入基本公共卫生服务项目之中，现有考核制度将考核评估结果与工作绩效挂钩，并直接决定着财政经费拨款额度，在一定程度上起到奖优罚劣的作用，但是，考核指标体系存在设计上的不足，不能全面反映家庭医生签约服务实际情况，致使实际工作与预期目标脱节，不仅不利于开展家庭医生签约服务工作，还会因过度关注考核分数而造成家庭医生服务表面化、形式化，出现"上有政策、下有对策"的现象。为了应付考核评估，围绕评估指标做文章，将大量本应用于开展服务的时间花费在完善资料上，致使没有精力和动力真正有效开展家庭医生签约服务。

在考核内容上，主要对组织管理、预算管理、项目执行和服务效果等四个方面进行考核，具体来说，以基层医疗卫生机构参加健康服务等专业培训时的照片和个人学习笔记反映组织管理情况，以会计报表、明细账和会计凭证反映预算管理情况，以健康档案、健康教育、健康管理、慢性病管理等反映项目执行情况，以慢性病人的血压（或空腹血糖）控制率、居民知晓率和满意度衡量服务效果。这些考核内容和指标固然重要，但在实践中，相关资料齐全与真实开展家庭医生服务并非正相关，指标控制率与服务效果亦不完全对应。

在考核方式上，主要是查看健康档案、体检单、随访记录表等资料，检查资料填写是否完整、格式是否符合要求、血压值或血糖值是否在正常值范围内。过度依赖资料或指标值进行评价，自然会产生一个问题：不管服务效果如何，只要资料齐全，就能获得较高的考核评估分数，从而诱导基层医疗卫生机构集体性地实施粉饰健康资料行为。每年定期集中开展考核评估，只能看到表面上的情况，仅能看出资料方面存在哪些不足，不能有效发现健康服务过程中真正存在哪些问题，而且还会人为地加重基层医疗卫生机构的工作负担。考核评估制度不完善，致使家庭医生签约服务存在形式化倾向。

第四节　本章小结

　　本章基于国家卫生健康统计数据和政策资料，梳理了家庭医生签约服务的发展历程，按照不同时期家庭医生签约服务相关政策特点，将其发展过程划分成三个阶段进行分析。全面调查了家庭医生签约服务发展情况，从服务队伍建设、服务经费支持、服务内容设置等方面分析家庭医生签约服务发展现状。结合实地调研情况，发现家庭医生签约服务中存在的主要问题，并提出其有待于进一步完善和改进之处。

　　一是家庭医生签约服务发展主要经历了三个阶段。①1997～2008年为酝酿萌芽阶段。以《中共中央、国务院关于卫生改革与发展的决定》为标志，发展全科医学，培养全科医生，以预防为主，中西医并重，以社区、家庭为服务对象，积极发展社区卫生服务，并陆续出台了卫生部《关于发展全科医学教育的意见》、《中国农村初级卫生保健发展纲要（2001—2010年）》《国务院关于发展城市社区卫生服务的指导意见》等指导性文件，明确全科医师和社区卫生服务机构是开展基层医疗和家庭医生签约服务的主体。②2009～2015年为试点探索阶段。以《中共中央 国务院关于深化医药卫生体制改革的意见》为标志，陆续出台了《以全科医生为重点的基层医疗卫生队伍建设规划》《国务院关于建立全科医生制度的指导意见》《关于推进分级诊疗制度建设的指导意见》，加强基层医疗卫生人才队伍建设，转变基层医疗卫生机构运行机制和服务模式，完善全科医师任职资格制度，建设具备相应能力和素质的家庭医生队伍。③2016年至今为全面实施阶段。国务院医改办等七部门《关于推进家庭医生签约服务的指导意见》要求全国各地区明确签约服务内容，为居民提供基本医疗、公共卫生和约定的健康管理服务，在就医、转诊、用药、医疗保险等方面围绕签约居民需求实行差异化政策，引导居民有效利用签约服务，增强签约服务的吸引力；《中国防治慢性病中长期规划（2017—2025 年）》《关于推进医疗联合体建设和发展的指导意见》《关于改革完善全科医生培养与使用激励机制的意见》鼓励基层医疗卫生机构与重点人群建立签约服务关系，并逐步将签约服务范围扩大到全部人群，形成长期稳定的契约服务关系，基本实现家庭医生签约服务制度全覆盖。

二是家庭医生签约服务工作得到了长足发展。近年来，国家积极稳妥地推进家庭医生签约服务，开展了家庭医生签约服务实质性工作，取得了一定成效。签约服务队伍进一步壮大，三级综合医院的专科医生与基层医疗卫生机构的全科医生共同组建家庭医生团队，为签约居民提供集医疗、护理和预防保健于一体的综合性、连续性的医疗健康服务。截至 2020 年底，全国共择优遴选了全科住院医师规范化培训专业基地 689 个、助理全科医生培训基地 593 个、全科重点专业基地 47 个，累计培训全科医学师资 3.1 万人。培训合格的全科医生达到 40.6 万人，每万人口对应的全科医生数量为 2.9 人，实现了 2020 年每万名居民拥有 2~3 名合格的全科医生的阶段性目标，为推进家庭医生签约服务提供了有力的人才保障。国家财政资金支持力度逐年加大，政府主导并支持社会力量开展家庭医生签约服务，满足居民个性化的健康服务需求。对于社会办医疗机构为居民提供的基本医疗服务，政府以购买服务的方式，分类分级安排财政资金予以补助。基本公共卫生服务项目经费为全面开展家庭医生签约服务提供资金保障，优先保障基本公共卫生服务支付业务与家庭医生签约服务费用。2010~2020 年，国家基本公共卫生服务项目经费由人均 25 元增加到人均 74 元，按照一定补助标准核定家庭医生签约服务团队绩效工资总额，充分发挥绩效工资的激励导向作用。家庭医生团队根据签约居民的服务需求，主要开展常见病和多发病诊疗服务、预约诊疗服务，以及转诊服务、个性化签约服务、公共卫生服务，签约服务内容基本满足居民需求，通过采取现场咨询、上门服务等方式，为居民提供医防融合、综合连续的医疗卫生服务，并统筹做好基本医疗服务和公共卫生服务等工作，切实提高了签约居民的满意度和服务获得感。

三是当前家庭医生签约服务面临着一定困境。近年来，我国家庭医生签约服务确实取得了很大进展。但实地调查发现，各地家庭医生签约服务履约率较低，不同程度地存在签约率虚高现象，制约了服务效果和服务效率的进一步提升。首先，健康理念有待进一步增强。基层医疗卫生机构确实开展了健康教育、健康咨询、预防保健、慢性病随访等健康服务工作，但居民健康知晓率低，缺乏服务获得感，尚未树立起科学的健康理念，广大群众尤其是老年人在健康生活方面普遍存在三大问题：盲目相信不法机构或个人宣称的"灵丹妙药"、迷信披着高科技外衣的保健器械或保健品、身体稍有不适就首选大医院且过度检查。其次，服务内容有待进一步调整。在家庭医生签约服务政策制定和服务项目设计时，未能从需求角度考察居民的具体实际，家庭医生签约服务内容不能真正满足群众需求，主要表现为供给结构性不足，健康服务供给量很大但未能充分考虑社会经济环境、居民生活方式的变化，服务供给依然不能满足居民健康需求，致使服务效果大打折扣。再次，保障政策有待进一步完善。现阶段，家庭医生配备不足和群众对家庭医生认可度偏低并存，成为制约家庭医生签约服务有效开展的重要因素，除财政政策支持外，人才引进培养政策和医疗保险政策对家庭医生签约服务也具有重大影响，前者主要关系到家庭医生签约服务队伍建设，后者决定着居民接受家庭医生签约服务的积极性和主动性。最后，考核制度有待进一步健全。现有考核制度将考核评估结果与工作绩效挂钩，考核指标体系存在设计上的不足，不能全面反映家庭医生签约服务实际情况，致使实际工作与预期目标脱节，不仅不利于家庭医生签约服务工作，还会因过度关注考核分数而造成家庭医生服务表面化、形式化，出现"上有政策、下有对策"的现象。为了应付考核评估而将大量本应用于开展服务的时间花费在完善资料上，致使没有精力和动力真正有效开展家庭医生签约服务。

第三章 概念界定与相关理论

家庭医生签约服务是国家医疗卫生服务体系的重要组成部分，其所涉及的概念具有一定特指性，这些概念与健康服务理念密切相关，在对家庭医生签约服务理论进行深入研究之前，有必要预先明晰这些概念。本章以家庭医生签约服务概念的内涵为基础，对相关理论进行分析，进一步探究家庭医生签约服务运行机理，探寻有效提升家庭医生签约服务质量的主要路径。

第一节 概念界定

关于家庭医生签约服务，存在一些易于被混淆的概念，这些概念与完善家庭医生签约服务和医疗卫生服务体系息息相关，从根本上厘清这些概念的内涵，有助于准确理解家庭医生签约服务相关理论，有利于对公共卫生服务和医疗服务资源进行优化配置，进而保障家庭医生签约服务有效开展。

一 家庭医生与全科医生

家庭医生是指以家庭为服务单元开展健康服务的医疗卫生人员。家庭医生开展服务的主要目标是加强疾病预防和日常保健，提高居民健康素养和健康水平，主要表现为以下三个特征：一是融医疗、护理、预防于一体，既负责常见病、多发病诊疗，又开展健康教育、健康咨询等公共卫生服务，早发现、早治疗，及时处理疾患；二是以家庭为服务单元，为婴幼儿、青少年、孕产妇、老年人等提供全生命周期的健康服务，注重体现综合性、个体化；三是以重点人群为核心开展健康服务，加强高血压、糖尿病等慢性病管理，以及老年人中医药管理和随访服务，发挥管理服务的不间断、持续性优势。

全科医生是综合素质较高的医学人才，是以门诊形式处理常见病和多发病及一般急症的"多面手"，主要在基层提供预防保健、常见病和多发病诊疗及转诊、病人康复和慢性病管理、健康管理等一体化服务，可以在尽量短的时间内使患者的疾病得到有效治疗，减少或避免进一步的住院治疗。与之相对应的是专科医生，专科医生是经住院医师规范化培训合格并取得某专科执业资格的临床医师，对治疗某类疾病具有专业权威性。全科医生能够快捷有效地处理普通疾病。而对于门诊难以处理的疑难病症，患者需转诊并接受专科医生的治疗。从一定意义上讲，全科医生贵在诊断，专科医生重在治疗。

家庭医生和全科医生是不同语境下的两种称谓，有时将两者等同起来看待，尽管两者之间有着很多共同点，但亦有一定区别。家庭医生和全科医生均以诊疗多发病、常见病为主，一般在基层医疗卫生机构执业，但全科医生不仅在基层医疗卫生机构执业，还可以在综合性医院门诊科室开展诊疗服务。家庭医生签约服务团队由临床医师、全科医生、中医师、护士、康复师等方面医学专业技术人才组成，其中，全科医生是开展签约服务的主要力量，除此之外，部分专科医生也被纳入家庭医生签约服务团队，开展慢性病用药指导、健康咨询和随访服务，以便提高现场救治和处置效率，为患者进一步住院治疗赢得时间。

二　医院与基层医疗卫生机构

医院是满足居民医疗服务需求的专业机构，通常设有急诊部、门诊部和住院部，承担着一个地区的主要救治任务，并为患者提供重症监护和长期照护服务。医院按照主治范围进行分类，可分为综合医院、专科医院；按照经营性质分类，可以分为公立医院、民营医院；按照医疗资源配置情况进行分类，可以分为一级医院、二级医院和三级医院；按照医疗理论和技术方法进行分类，可以分为西医医院、中西医结合医院和民族医医院（中医院、维吾尔医医院、藏医院等）。医院主要实行分科专业化治疗，可以充分发挥专科特长优势，保障急救危重疾病治疗效果，对于涉及两种或两种以上生理系统的疑难杂症，可以组织相关科室专家进行会诊，协商制定治疗方案。

基层医疗卫生机构是最贴近群众健康生活的卫生机构，包括乡镇卫生院、社区卫生服务中心（站）、村卫生室等，主要面向本机构服务辐射区域的居民提供公共卫生服务和基本医疗服务，诊疗科目、床位数量、科室设置、人员配备、基础设施建设和设备配备与其功能定位相适应。在基本医疗服务方面，主要是开展常见病、多发病诊断和治疗，这些疾病涉及内科、外科、妇科、儿科等多个专业领域。基层医疗卫生机构一般不设住院部，主要由全科医生进行门诊治疗，可以充分发挥社区首诊制和分级诊疗制度优势，不仅保证常见病、多发病的治疗效果，还能为急救危重病患向上级医院转诊赢得时间。

医院和基层医疗卫生机构均是医疗卫生服务体系的重要组成部分，两者在医疗服务上各有侧重但又相互补充，是建立分级诊疗和家庭医生签约服务制度的组织基础。在分级诊疗中，根据各自的执业特点和比较优势，医院和基层医疗卫生机构承担相应的医疗服务职能，共同构成上下联动、协同配合的医疗卫生服务体系，实现"大病到医院、小病在基层"。在家庭医生签约服务中，医院定期派出部分主任医师或副主任医师服务群众，加入家庭医生签约服务团队，不仅可以扩充基层医疗卫生机构的服务力量，而且能通过其精湛的医术缓解医院人满为患的压力，减轻群众就医负担。

三　现代医学与传统医学

现代医学是从生物医学发展起来的以解剖学、胚胎学、病理学、药理学、毒理学、微生物学、细胞学、遗传学、免疫学、生物统计学等几十个学科为基础的知识和技术体系，其显著特点是融入了大量的新技术，包括全基因测序、靶点药物开发、新型影像及超声技术、机器人手术、人工器官、免疫治疗和干细胞治疗等。随着医学技术的飞速发展，现代医学得到了广泛普及和应用，在治疗危重病症方面取得了重大突破，帮助患者有效解除病痛折磨，并促使人口平均预期寿命快速增加。

传统医学是利用基于植物、动物、矿物的药物疗法、精神疗法、肢体疗法，以及实践中的一种或者多种方法来进行治疗、诊断和预防疾病与维持健康的医学，其主要特点是坚持整体观念和辨证论治原则，将人体自身的完整性及人与自然、社会环境的统一性相结合，在维护健康以及预防、诊断、改善或治疗身心疾病等方面发挥了重要作用。2008 年世界卫生组织传统医学大会发布《北京宣言》，确认传统医学是初级卫生保健服务中的一项资源，认可许多国家把传统医学纳入卫生保健系统所取得的成就。传统医学能够扩大卫生保健服务覆盖范围，有效降低医疗成本。[①]

现代医学与传统医学有着明显区别，前者侧重于生物医学模式，抗击病毒、杀灭细菌、治愈疾病；而传统医学更加着眼于整体健康观，坚持"未病先防、既病防变"和"同病异治、异病同治"，重视预防在疾病控制中的基础性作用。但不同于其他科学，医学科学既是自然科学又具有社会科学特征。医学科学中蕴含着丰富的人文内涵，这就要求在医学发展中，正确处理两个关系：一是专科与综合的关系，促使两者辩证统一、相得益彰；二是预防与治疗的关系，将健康教育作为医疗服务的根本。[②] 由此可见，现代医学与传统医学并非水火不容，"生物—心理—社会医学"模式将成为医疗卫生服务体系改革的方向。

第二节　相关理论

根据家庭医生签约服务特点，把握家庭医生签约服务过程及其与相关理论之间的关系，分析公共产品理论、健康需求理论、委托代理理论、理性选择理论、不完全信息动态博弈理论和感知期望差距理论，充分体现家庭医生

---

① 李屹龙、刘祎、卞跃峰等：《传统医学全球发展浅析》，《中华中医药杂志》2020 年第 7 期。
② 闻玉梅：《医学科学——永恒的人文内涵》，《科技导报》2020 年第 10 期。

签约服务供需变动性和动态平衡性，为分析家庭医生签约服务运行机制和主要机理奠定基础。

一　公共产品理论

关于公共产品理论的渊源可以追溯到大卫·休谟的个人"搭便车"理论和亚当·斯密所提出的政府是"守夜人"的思想。[①] 到了 1882 年，瓦格纳通过对 19 世纪的许多欧洲国家和日本、美国公共支出增长情况的考察，提出了"公共支出不断增长法则"，或称"政府活动扩张法则"，可以表述为，由于人们对公共产品的需求弹性较高，在经济发展过程中，随着人均收入水平的提高，法律、警察、金融、教育、文化和医疗等公共产品的需求将不断增长，并且超过人均收入水平的增速，从而使得政府支出规模也相应加大。[②] 而"公共产品"一词是由瑞典人林达尔于 1919 年在其博士论文《公平税收》中正式提出的。他在分析两个消费者共同纳税分担一件公共产品的成本问题时指出，每个消费者应纳税份额应与其从该公共产品消费中所享有的效用价值相等，即税收价格。这个价格就是著名的"林达尔价格"，其形成的供求均衡被称为"林达尔均衡"。[③] 这解决了公共产品供给所需费用的来源问题，极大地促进了西方公共财政理论和公共产品理论的形成与发展。

1954 年，萨缪尔森在其所发表的论文中，正式将公共产品与私人物品两个概念进行了明确区分。[④] 在此之前，虽然以上著名学者提出了"搭便车"思想抑或是哪些物品适合公共生产，但是关于公共产品的估价问题的

---

① Hume, D., *Atreatise of Human Nature*, In L. A. Selby-Bigge (Ed.), Oxford, UK: Clarendon Press, 1988, p. 538；〔英〕亚当·斯密：《国民财富的性质和原因的研究》，郭大力、王亚南译，商务印书馆，1988。

② Joseph E. Stiglitz, "Economics of the Public Sector," Norton Company, New York, Second Edition 1988, p. 45.

③ Keithl, Dougherty, "Public Goods Theory from Eighteenth Century Political Philosophy to Twentieth Century Economics," *Public Choice*, 2003, 11 (7).

④ Samuelson, Paul, "The Pure Theory of Public Expenditure," *Review of Economics and Statistics*, 1954, 36 (4).

研究进展缓慢。萨缪尔森认为，"公共产品是指每个人对这种产品的消费都不会导致其他人对该产品消费的减少"。相对而言，私人物品是指"一种物品能够被加以分割，而且每一部分能够按照竞争价格卖给不同的人，对其他人不会产生外部效果"。从定义可以看出，公共产品天生具有非排他性和非竞争性两个基本属性。正是由于公共产品具有这两个属性，我们很难找到一个有效的价格体系来控制公共产品的消费。当公共产品市场中配置资源的价格体系缺失时，政府就变成这个市场的主要配置者，或者由公营企业垄断提供。①

上述理论中所提到公共产品具有非排他性和非竞争性。② 公共产品的非排他性是指这项产品是由公众共同享受的，每个个体都有平等的享受权利，人们在消费公共产品时，不会因其他因素而阻止其他个体也享受该项公共产品所提供的服务；而公共产品的非竞争性是指个体之间不会因自身特殊性或其他差距而产生竞争关系，人们在消费某项公共产品时，并不会改变其他个体对该项公共产品的消费状态。③

从本质上讲，家庭医生签约服务也是一种公共产品。在我国，家庭医生签约服务的主要提供者是政府部门，政府所提供的家庭医生签约服务和普通的公共产品一样，面对的是全体公众，并不具有排他性，每一个社区居民平等地享受家庭医生签约服务，不会因某个居民享受了而其他居民就无法享受；同时也不会产生竞争，政府所提供的家庭医生签约服务是系统性的，不会因某些群体的消费习惯而发生改变。但是，在将公共产品理论运用到家庭医生签约服务时，不要仅仅照搬其固定要求和格式，而是要对其进行灵活运用，因地制宜，有针对性地为有需求的居民提供健康服务，让居民享受到更好、更便捷的医疗卫生服务，促使这项公共产品产生更大的社会效益。

①　王爱学、赵定涛：《西方公共产品理论回顾与前瞻》，《江淮论坛》2007年第4期。
②　张宏军：《西方公共产品理论溯源与前瞻——兼论我国公共产品供给的制度设计》，《贵州社会科学》2010年第6期。
③　许彩虹、杨金侠、王章泽：《基于公共产品理论的医养结合养老模式的问题与对策研究》，《卫生经济研究》2015年第11期。

二　健康需求理论

经济学家们很早就把健康视为人力资本的重要组成部分，他们分析了健康和教育在个人人力资本中的异同，认为二者同为重要的人力资本，有着相互促进的作用，并指出人力资本是多年的连续教育、个人良好的健康状况以及充足的食物和营养共同作用的结果。[①] 在此基础上，1972 年美国经济学家 Grossman 发表了一篇名为《健康需求：理论与实证研究》的论文，正式提出健康需求理论模型，明确健康资本是人力资本的一个方面。[②]

Grossman 对于健康需求理论的主要观点是，健康作为消费物品、投资标的决定了健康资本的需求，个人的健康资本原始存量会随着时间的推移而递减，健康投资可以增加个人的健康资本存量，在外部信息完全的状态下，个人的时间和财富为一定时，个人追求拥有最理想的健康状况以实现自身效用最大化。基于此，建立如下健康需求模型：

假如一个有代表性的消费者在一生中各个时期的效用函数为：

$$U = U(\Phi_t, H_t, Z_t) \quad t = 0, 1, 2, \cdots, n$$

其中，H_t 是第 t 个时期累计的健康资本存量，Φ_t 是每一单位的健康资本所产生的收益，$h = \Phi_t H_t$ 则表示第 t 个时期所消费的健康，Z_t 是第 t 个时期消费的除健康外其他商品的数量。人口初始时的健康资本存量为 H_0，H_0 是外生的，以后各个时期的 H_t 是内生的，由消费者自己选择。消费者的寿命 n 也是内生的。健康资本的增量由下式表示：

$$H_{t-1} - H_t = I_t - \delta_t H_t$$

其中，I_t 是 t 时期的健康资本投资，δ_t 是折旧率。折旧率是外生的，但

① Mushkin, S. J., "Health as an Investment," *Journal of Political Economy*, 1962, 70 (5); Becker, G. S., *Human Capital*, Columbia University Press for the National Bureau of Economic Research, New York, 1964.

② Grossman, M., "On the Concept of Health Capital and the Demand for Health," *Journal of Political Economy*, 1972, 80 (2).

随着年龄的变化而不同，I_t 和 Z_t 由以下函数决定：

$$I_t = I_t(M_t, TH_t, E)$$
$$Z_t = Z_t(X_t, T_t, E)$$

其中，M_t 可以购买到一系列商品，如卫生服务等，它们作为投入，可以产出 I_t，TH_t 是用于增加健康资本存量的时间，两者都是内生的。E 是除健康外的人力资本其他组成部分，是外生的。函数 Z_t 中的变量有相似的解释。消费者面临的预算约束是：

$$\sum_{t=0}^{n} \frac{P_t M_t + Q_t X_t}{(1+r)^t} = \sum_{t=0}^{n} \frac{W_t TW_t}{(1+r)^t} + A_0$$

其中，P_t 和 Q_t 是价格，W_t 是工资率，TW_t 是工作时间，A_0 是初始财富。除了预算约束外，消费者还面临时间约束。在每个时期的总时间为 Ω，并且必须当期用完：

$$TW_t + TH_t + T_t + TL_t = \Omega$$

其中，TL_t 是由健康状况不良造成的时间损失，如由于生病不能工作的时间。以上方程构成了消费者的健康需求理论模型。消费者目标是在预算时间约束下个人效用最大化。[1]

这一理论也指出，随着消费者的年龄增加，其健康资本的折旧率提高，必须增加投资来弥补健康资本存量的消耗，同时健康资本与普通人力资本之间存在差异，普通人力资本增加的是工资，而健康资本所获得的回报是增加健康时间。因此，人们需要投入更多的资源来进行健康管理，如花费时间进行身体锻炼、花费金钱购买医疗服务等，使自身能够保持健康状态，健康需求理论与医疗服务需求之间存在紧密联系。[2]

健康需求理论认为医疗服务、护理照料以及精神慰藉的获得程度决定着人口的健康水平。就家庭医生签约服务而言，其含义主要包括两个方面，并

---

[1] 赵忠：《健康卫生需求的理论和经验分析方法》，《世界经济》2005 年第 4 期。

[2] 王小万、刘丽杭：《Becker 与 Grossman 健康需求模型的理论分析》，《中国卫生经济》2006 年第 5 期。

进一步引申为：第一，家庭医生签约服务既能让居民足不出户就能享受到更为便捷的就医服务，也能让家庭成员更好地在家中获得健康服务，从而节约居民及其家庭成员的相关成本。第二，家庭医生签约服务是一项公共卫生服务，能够减少居民在就医方面的支出，从而增加健康投资。

三　委托代理理论

委托代理理论是最近 50 多年来契约理论方面最重要的成果之一。[1] 20世纪 60 年代末 70 年代初，一些经济学家不满 Arrow-Debreu 体系中的企业"黑箱"理论，通过深入研究企业内部信息不对称和激励问题，创新性地发展了委托代理理论，主要研究文献有 Wilson[2]、Ross[3]、Mirrless[4]、Holmstrom[5]、Grossman[6] 等。委托代理理论的核心是解决在利益冲突和信息不对称情况下，委托人对代理人的激励问题，即代理问题。经过 50 多年的发展，委托代理理论已由传统的双边委托代理理论发展出多代理人理论、共同代理理论和多任务代理理论。[7]

在医疗卫生服务体系中常常呈现出多重委托代理的局面。在如今的医患关系中，医院常常在求医患者和政府之间承担着双重代理人的职责，由于二者在利益目标上存在差异，医院这一代理人必须同时满足双方不同的利益目标，这使得目前我国医疗卫生服务体系中存在复杂且多元的委托代理关系，也正是这种局面的出现，导致医院这一代理人的努力程度难以被测量，医院的代理效果是以治疗效果为准抑或是以健康水平为准，无从得知。造成上述

① 张维迎：《博弈论与信息经济学》，上海三联书店、上海人民出版社，1996。

② Wilson R.，"The Structure of Incentives for Decentralization Under Uncertainty," *La Decision*，1963，17（1）．

③ Ross S.，"The Economic Theory of Agency：The Principal's Problem," *American Economic Review*，1973（63）．

④ Mirrlees J. A.，"The Theory of Moral Hazard and Unobservable Behavior Part I.，" Mimeo Oxford United Kingdom：Nufield Colege Oxford University，1975.

⑤ Holmstrom B.，"Moral Hazard and Observability," *Bel Journal of Economics*，1979，10（1）．

⑥ Grossman S. and O. D.，Hart，"An Analysis of the Principal-Agent Problem," *Econometrica*，1983，51（1）．

⑦ 刘有贵、蒋年云：《委托代理理论述评》，《学术界》2006 年第 1 期。

问题的主要原因有：一是代理人与委托人之间信息不对称，二是代理人和委托人的利益目标存在差异。①

在家庭医生签约服务过程中也存在多重委托代理关系，患者和政府是委托人，家庭医生是代理人，同时医院也会争夺代理人身份，寻求合理手段来平衡委托人与代理人之间的关系，以实现医疗卫生服务效用最大化。关于医疗卫生服务体系中的委托代理关系，众多学者进行了相关研究，主要观点包括三个方面：第一，提高医疗服务效率以解决信息不对称问题；② 第二，构建由医疗保险机构、医院和患者组成的多重委托代理关系，并采取预付制或后付制的医疗结算方式来对代理人进行激励；③ 第三，构建由政府、患者、药品生产企业、医院组成的多重委托代理关系，加强药品定价和监督管理，完善针对医疗卫生机构药品补偿机制。④

在推行家庭医生签约服务中，医疗保险机构可以充当唯一的委托者，家庭医生争夺代理人身份，可以将其视为多代理人模型。患者能够自主选择心仪的家庭医生，使医生和患者均达到帕累托最优状态；医疗保险机构作为委托方，委托家庭医生作为代理人，在家庭医生之间不存在合作行为的条件下，按照其实际绩效予以补助，确保家庭医生合理管控医疗费用，⑤ 从而发挥家庭医生签约服务的积极作用。

四　理性选择理论

社会学对理性选择的贡献始于乔治·霍曼斯的《交换的社会行为》。他

---

① 姚银蓥、周亮亮、熊季霞：《信息不对称条件下我国药价改革的委托代理模型分析》，《中国卫生事业管理》2018 年第 4 期；郭科、顾昕：《公立医院管理中的激励机制：多任务委托代理理论的视角》，《经济学动态》2015 年第 10 期。

② 陈建国：《委托——代理视角的公立医院管理体制改革》，《经济体制改革》2010 年第 1 期。

③ 马本江：《基于委托代理理论的医患交易契约设计》，《经济研究》2007 年第 12 期。

④ 古新功、万君康：《药品价格管制三方信息博弈模型研究》，《经济管理》2013 年第 6 期；朱德政、余伯阳：《创新药价激励机制的探讨——基于委托代理模型的最优价格激励分析》，《价格理论与实践》2014 年第 8 期。

⑤ 贾清萍、肖森保：《选择性激励下的社区医生签约积极性均衡点研究》，《中国全科医学》2017 年第 4 期。

运用社会心理学家的群体动力学以及其他理论重新解释了小群体行为，从而形成了社会交换的形式。霍曼斯的开山之作为学者们的社会心理实证研究提供了社会交换理论基础。随后，布劳运用社会交换理论研究了除正式组织外的非正式组织的社会交换。科尔曼在1990年其专著《社会理论的基础》中试图用理性选择范式研究传统的社会学问题。[①]

理性选择理论的核心是人们会通过采取理性行动来满足自己的偏好，并使个人效用最大化；[②] 主要包括两个方面的基础：一是经济学基础，即个体的行为是理性的，并通过所获得的信息进行计算和分析，按照最有利于自身利益的目标来进行选择，以达到个人效用最大化。二是方法论基础，科尔曼采用的是个人主义方法论。理性选择理论并不是一种解释行为的理论，而是一种解释和说明发挥社会与经济系统功能的理论。[③] 其基本概念包含三个方面的内容：一是行动系统的基本元素，包括行动者、资源和利益。在理性选择理论的行动系统中，不仅包含行动者，还包括行动者自身所拥有的资源，这些资源包括很多方面，有可能是自身能力抑或是自身经济状况，这些资源是行动者能够采取行动的前提条件，但是在这个系统中，行动者并不能控制所有资源从而实现个人利益最大化，仍有许多资源是由他人所控制的，要想实现个人利益最大化，就需要行动者通过交换其所拥有的资源来实现。二是行动的结构和行动的权力，这是因为社会内部各种行动者的背景不同，其资源禀赋也不同，存在各种不同的行动结构，同时行动者也有处置或利用这些资源的权力。三是社会最优状态，是指如果行动者双方自愿交换没有外在影响的资源，双方均能获取较多的利益，没有任何一方会被伤害。[④]

在对理性选择理论进行拓展研究时，根据对行动者理性的划分不同，呈现出不同的结果。其中，有学者将农业转移人口视为"理性人"，分析他们选择定居的影响因素，并将这些因素划分为生存理性、经济理性和社会理

---

① 〔美〕詹姆斯·S.科尔曼：《社会理论的基础》，邓方译，社会科学文献出版社，1999。
② 丘海雄、张应祥：《理性选择理论述评》，《中山大学学报》（社会科学版）1998年第1期。
③ 谢舜、周鸿：《科尔曼理性选择理论评述》，《思想战线》2005年第2期。
④ 周长城：《理性选择理论：社会学研究的新视野》，《社会科学战线》1997年第4期。

性，农业转移人口对定居地的选择是基于对定居地是否适合自己的考量，同时也是对自身资源再认识的过程；① 从个人理性、家庭理性和社区理性着手，分析不同类型社区老年人独立居住的特征及其影响因素，基于老年人自身所拥有的资源差异，而出现不同的选择机制。② 在研究家庭医生签约服务时，认定接受服务者属于"理性人"，他们选择家庭医生签约服务是为了让自身健康得到长久保障，为此，他们在选择家庭医生签约服务时既涉及个人理性，也要考虑家庭经济情况、子女代际关系，还要考虑政府提供的这项服务能否使其实现健康效益最大化。

根据以上理论分析得出，居民在接受家庭医生签约服务时会考虑以下四种情况，进而做出理性选择：第一，自身健康状况，即对家庭医生的需求程度；第二，年龄、受教育程度、收入水平等，即自身所拥有的资源能否负担得起这项服务；第三，家庭状况，家庭内部的代际关系以及家庭观念是否支持选择这项服务；第四，社区行为，社区所提供的家庭医生签约服务机制是否健全、全科医生配备是否充足、自身健康需求能否得到满足、服务是否能下沉到每家每户，这些都是居民能否获得健康效益最大化的影响因素。

五　不完全信息动态博弈理论

冯·诺依曼与摩根斯坦的《博弈论与经济行为》第一次系统地将博弈论引入经济学，之后，纳什在 1950～1951 年对均衡点进行了检验，结果表明它是实际存在的，这在很大程度上推动了博弈论的发展。③《n 人博弈的均衡点》《非合作博弈》等呈现了纳什均衡的定义以及均衡存在定理的内容。泽尔腾首次将动态分析引入博弈论，提出纳什均衡的第一个重要改进概念——"子博弈精粹纳什均衡"和相应的求解方法——"逆向归纳法"，此

---

① 丁波、王蓉：《新型城镇化背景下农民工定居地选择意愿的研究——基于科尔曼理性选择理论视角》，《西北人口》2015 年第 4 期。

② 周春山、徐期莹、曹永旺：《基于理性选择理论的广州不同类型社区老年人独立居住特征及影响因素》，《地理研究》2021 年第 5 期。

③ 〔美〕冯·诺伊曼、〔美〕摩根斯坦：《博弈论与经济行为》，王建华、顾玮琳译，北京大学出版社，2018。

后，豪尔绍尼首次将不完全信息问题引入博弈分析，定义了"不完全信息静态博弈"的基本均衡概念——"贝叶斯—纳什均衡"，在之后的时间里，不完全信息动态博弈研究也迅速发展，弗得博格和泰勒尔定义了基本均衡概念——"精粹贝叶斯—纳什均衡"，至此博弈论形成一个完整的体系。①

不完全信息动态博弈是指在博弈中至少有一个局中人不知道其他局中人的支付函数，局中人的行动有先后之分，后行动者能观察到先行动者的行动。具体来讲，首先选择局中人的类型，局中人知道自己的真实类型，其他局中人不知道被选择的局中人的真实类型，仅知道其各种可能类型的概率分布；之后，局中人开始行动，局中人的行动有先后次序，后行动者能观察到先行动者的行动，但不能观察到先行动者的类型。局中人的行动依赖于其类型，每个局中人的行动都传递着有关自己类型的某种信息，所以后行动者便可以首先通过观察先行动者的行动来推断其类型，然后选择最优行动。②

对于医院与患者、医院与政府来说，他们之间的信息是不完全对称的，患者并不能清晰地判断医院性质及其优劣程度，只是依据所获得的有限信息，如医院的等级、硬件条件以及宣传营销等来决定是否就医，这样就有可能因接受不到好的医疗服务而使医疗资源浪费，也会导致劣币驱逐良币的现象出现。对于医药企业和消费者来说，他们之间的信息也是不完全对称的，医药企业为了追求效益最大化通常只会向消费者传递对自己有利的信息，而消费者也只能依据所掌握的有限信息作出选择，容易出现消费者购买的药品价格越来越高的局面。③

在家庭医生签约服务中，政府医疗保障部门、公立医院、社区医疗卫

---

① 〔美〕约翰·纳什：《纳什博弈论论文集》，张良桥、王晓刚译，首都经济贸易大学出版社，2000；黄韬、易宪容：《豪尔绍尼博弈论述评》，《中国社会科学院研究生院学报》1995 年第 5 期；胡希宁、贾小立：《博弈论的理论精华及其现实意义》，《中共中央党校学报》2002 年第 2 期。

② 胡希宁、贾小立：《博弈论的理论精华及其现实意义》，《中共中央党校学报》2002 年第 2 期。

③ 向前、王前、邹俐爱：《基于利益相关者理论和博弈论的公立医院利益补偿分析》，《中国卫生经济》2012 年第 8 期；古新功、万君康：《药品价格管制三方信息博弈模型研究》，《经济管理》2013 年第 6 期。

生机构、患者之间存在信息不对称问题。将不完全信息动态博弈理论运用在家庭医生签约服务中，其主要意义就在于利用博弈论模型分析各地区医院的资源配置、各级医疗卫生机构的市场竞争关系等，以实现资源的最优配置。

六 感知期望差距理论

感知期望差距理论是评价服务质量的重要依据。服务质量研究始于20世纪80年代初，1983年Gronroos根据认知心理学基本理论，提出了顾客感知服务质量概念，并将其定义为顾客的服务期望与实际服务绩效之间的比较，当实际服务绩效大于服务期望时，顾客感知服务质量是良好的，反之亦反[①]。1985年，Parasuraman、Zeithaml和Berry基于Gronroos的思路构建了服务质量差距模型：将顾客感知与期望之间的差距划分为四类，展示了评价服务质量的主要机理，并进一步形成感知期望差距理论。[②]

服务具有无形、难以计量等特征，服务质量难以被准确客观衡量。学者们经过进一步的研究，提出并建立了SERVQUAL量表。该量表由有形性、可靠性、响应性、保证性和移情性五个维度构成。[③] 量表分为顾客对某一类服务的实际感受评分和期望评分两个部分，服务质量的得分为实际感受评分和期望评分的差值，当得分等于0时，表示服务的实际感受评分与期望评分基本一致；当得分大于0时，表示服务的实际感受评分比期望评分要高，顾客对服务满意；当得分小于0时，表示服务的实际感受评分低于期望评分，顾客对服务不满意。

感知期望差距理论适用于医学领域。从一定程度来讲，可将求医患者视为顾客，不同患者对医疗服务的评价不同，应用SERVQUAL量表能找出医

① Gronroos C., "A Service Quality Model and Its Marketing Implications," *European Journal of Marketing*, 1984, 18（4）.

② Parasuraman A., Zeithaml V.A., Berry L.L., "A Conceptual Model of Service Quality and Its Implications for Future Research," *Journal of Marketing*, 1985（49）.

③ 洪志生、苏强、霍佳震：《服务质量管理研究的回顾与现状探析》，《管理评论》2012年第7期。

疗服务方面值得改进之处。[①]　实际研究发现，患者对医疗服务各个方面的期望值均较高，如果患者在接受医疗服务过程中认为医疗卫生机构服务做得较好，而对医疗费用不满意，患者对医疗卫生机构服务质量的评分将依然可能是负值，这说明患者的感知和期望之间存在差距，医疗卫生机构可据此提高服务水平。[②]

家庭医生签约服务是医疗卫生服务体系的重要组成部分。在家庭医生签约服务中，患者会自然地关注有形性、可靠性、响应性、保证性和移情性五个维度的问题，尤其是医疗卫生机构的设施设备配置情况、家庭医生执业水平和口碑，以及能否及时得到诊疗和有效救治。由此可见，可靠疗效和患者满意等对家庭医生签约服务提出了更高要求。运用感知期望差距理论，能够全方位地了解家庭医生签约服务过程中存在的问题，以便有针对性地加强家庭医生签约服务质量管理。

第三节　本章小结

关于家庭医生签约服务，存在一些易于被混淆的概念，正确认识这些概念，有助于准确理解家庭医生签约服务相关理论，发现家庭医生签约服务过程中存在的主要问题，应用相关理论，分析产生这些问题的根本原因，进而提出相应的解决措施，保障家庭医生签约服务的有效开展。

本章主要辨析以下三组概念：一是家庭医生与全科医生。家庭医生是相对于住院医师而言的，是指以家庭为服务单元开展基本公共卫生服务的医疗卫生人员；全科医生是相对于专科医生而言的，是指掌握全科医学知识并以门诊形式处理常见病、多发病及一般急症的医学人才。家庭医生和全科医生是不同语境下的两种称谓，家庭医生签约服务团队由临床医师、中医师、护

---

① 李敏、吴艳玲、袁涛等：《运用 ServQual 量表评价医院医疗服务质量》，《中国医院管理》2014 年第 2 期。

② 杨佳、常文虎、李军等：《Servqual 评价法在医疗服务质量评价中的应用研究》，《中国全科医学》2006 年第 17 期。

士、康复师等组成，其中，全科医生是开展签约服务的主要力量。全科医生不仅在基层医疗卫生机构执业，还可以在综合性医院门诊科室开展诊疗服务。二是医院与基层医疗卫生机构。医院是满足居民医疗服务需求的专业机构，为患者提供危重急症治疗和重症监护服务，通常设有急诊部、门诊部和住院部；基层医疗卫生机构是最贴近居民健康生活的卫生机构，为居民提供公共卫生服务和基本医疗服务，包括乡镇卫生院、社区卫生服务中心（站）、村卫生室等。两者在医疗服务上各有侧重但又相互补充，均是医疗卫生服务体系的重要组成部分，是建立分级诊疗和家庭医生签约服务制度的组织基础。三是现代医学与传统医学。现代医学是从生物医学发展起来的知识和技术体系，以解剖学、胚胎学、病理学、药理学、毒理学、微生物学、细胞学、遗传学、免疫学、生物统计学等几十个学科为基础；传统医学坚持整体观念和辨证论治原则，将人体自身的完整性及人与自然、社会环境的统一性相结合，基于植物、动物、矿物的药物疗法、精神疗法、肢体疗法进行预防、诊断和治疗，现代医学与传统医学并非水火不容，"生物—心理—社会医学"模式将成为我国医疗卫生服务体系改革的方向。

家庭医生签约服务是一项专业性较强的社会服务，具有社会性特征，其运行机理主要基于以下理论：一是公共产品理论。政府所提供的家庭医生签约服务和其他公共产品一样，面对的是全体公众，并不具有排他性，每个社区居民平等地享受家庭医生签约服务，不会因某个居民享受了而其他居民就无法享受；同时也不会产生竞争，政府所提供的家庭医生签约服务是系统性的，实行分片管理服务，促使卫生资源合理配置，让居民享受到更好、更便捷的医疗卫生服务，使家庭医生签约服务产生更大的社会效益。二是健康需求理论。医疗服务、护理照料以及精神慰藉的获得程度决定着居民的健康水平，家庭医生签约服务能让居民足不出户就能享受到更为便捷的就医服务，从而节约居民及其家庭成员的相关成本，同时，家庭医生签约服务也是一项公共卫生服务，能够减少居民在就医方面的支出，从而增加健康投资。三是委托代理理论。在家庭医生签约服务机制中，存在多重委托代理关系，患者和政府是委托人，家庭医生是代理人，同时医院也会争夺代理人身份，寻求合理的手段来平衡委托人与代理人之间的关系，达到医疗卫生服务效用最大化，在开展家庭医生签约服务中，医疗保险机构作为委托方，委托家庭医生作为代理人，在家庭医生之间不存在合作行为的条件下，按照其实际绩效予以补助，确保家庭医生合理管控医疗费用，真正发挥出家庭医生的应有作用。四是理性选择理论。接受家庭医生签约服务的居民属于"理性人"，为了更好地保障自身健康，他们在选择这项服务时主要考虑以下因素：第一，自身健康状况，即对家庭医生的需求程度；第二，年龄、受教育程度、收入水平等，即自身所拥有的资源能否负担得起这项服务；第三，家庭状况，家庭内部的代际关系以及家庭观念是否支持选择这项服务；第四，社区行为，社区所提供的家庭医生签约服务机制是否健全、全科医生配备是否充足、自身健康需求能否得到满足、服务是否能下沉到每家每户，这些都是居民能否获得健康效益最大化的影响因素。五是不完全信息动态博弈理论。在家庭医生签约服务中，政府医疗保障部门、公立医院、社区医疗卫生机构、患者之间存在信息不对称问题，将不完全信息动态博弈理论运用在家庭医生签约服务中，其主要意义就在于利用博弈论模型分析各地区医院的资源配置、各级医疗卫生机构的市场竞争关系等，以实现资源的最优配置。六是感知期望差距理论。在家庭医生签约服务中，患者会自然地关注有形性、可靠性、响应性、保证性和移情性五个维度的问题，尤其是医疗卫生机构的设施设备配置情况、家庭医生执业水平和口碑，以及能否及时得到诊疗和有效救治，由此可见，可靠疗效和患者满意等对给家庭医生签约服务提出了更高要求，运用感知期望差距理论，能够全方位地了解家庭医生签约服务过程中存在的问题，以便有针对性地加强家庭医生签约服务质量管理。

第四章　家庭医生签约服务运行规律

家庭医生签约服务的核心目标是维护人民群众健康，基本内涵是建立健全签约服务的内在激励与外部支撑机制，鼓励引导二级以上医院和民办医疗卫生机构参与，调动家庭医生参与签约服务的积极性，为群众提供综合、连续、协同的基本医疗卫生服务。本章通过把握家庭医生签约服务相关制度及其特点，分析家庭医生签约服务运行机理，发现保持家庭医生签约服务有效运行的主要规律。

第一节　家庭医生签约服务内容

家庭医生签约服务内容主要包括基本医疗服务、健康咨询与用药指导、重点人群上门服务、预约转诊服务、公共卫生服务、慢性病控制等，是在国家基本公共卫生服务项目基础上的进一步拓展。在服务流程上，按照"建立电子健康档案→确定签约服务包→签订服务协议书→健康随访服务"的顺序进行。其中，建立电子健康档案是家庭医生签约服务的前置环节，建档率对家庭医生服务签约率有着直接影响。签约服务包明确了签约居民可获得的具体服务项目，服务主体限定性反映了居民对家庭医生服务的依从性。随访服务质量与居民对家庭医生签约服务的获得感息息相关，并将影响居民下一年度的签约意愿。这些服务环节既独立开展又相互关联，共同决定着家庭医生签约服务质量，维持着家庭医生签约服务的正常运行。

建立电子健康档案是开展家庭医生签约服务的基础。电子健康档案是以居民个人健康为核心的生命周期各阶段健康状况及其相关信息的数据集，涉及儿童保健、疾病预防、健康管理、门诊诊疗、住院诊疗、体格检查等医疗卫生服务信息，有助于基层医疗卫生机构为居民提供综合性、连续性的健康管理和慢病防治服务。同时，电子健康档案以居民身份证号码为唯一标识，动态记录居民出生、死亡、迁移、流动等信息，便于疾病预防控制部门有效开展传染病防治和疫情追踪溯源管理。建立电子健康档案并非单纯地服务医疗卫生领域，将各部门人口健康信息进行有机整合，可以构建大型人口健康数据库。通过充分发挥社区医疗卫生机构服务网络优势，将建立电子健康档案作为接受社区服务或办理其他事务的前置条件，可全面收集、整理、录入人口健康相关数据，为优生优育、婴幼儿免疫、校园防疫、疫情防控，以及全区域、全人群健康服务。[①] 从这个意义上讲，有必要将建立居民电子健康档案上升到践行社会责任高度，不再简单地坚持居民自愿原则，而应将之作为居民必须履行的义务，以此来提高居民健康档案的建档率，提升居民对基层医疗卫生机构的依存度，夯实家庭医生签约服务工作的基础。

免费健康体检是家庭医生签约服务的一项主要内容。通过每年一次的健康体检，家庭医生能够较为全面地了解居民健康状况，便于有针对性地进行健康指导，但目前参加健康体检的居民数量较少，签约居民中参加体检者仅占 30%左右，在一定程度上导致履约率低，从而产生"签而不约"问题，其主要原因有：一是居民认为体检项目较少。当前体检项目包括血常规、尿常规、肝功能和肾功能检查，基本可以达到及早发现高血压、糖尿病等慢性病及其并发症的体检目标，而居民却误以为只有 B 超和 CT 等仪器检查才算体检。二是基层医疗卫生机构的体检结果的权威性受到质疑，部分居民认为基层医疗卫生机构的体检仪器设备不如三甲医院的先进，不愿参加社区体检。三是部分退休老人参加原单位体检，尤其是行政事业单位退休人员均可每年享受一次免费体检服务。分析认为，针对前两个原因，可以通过官方媒体宣传基层医疗卫生机构的服务能力，以及社区体检项目和体检结果的科学

---

① 周晓英：《电子健康档案的价值认知与应用推进策略研究》，《档案学通讯》2018 年第 3 期。

性和可靠性；针对第三个原因，可以出台政策取消行政事业单位为退休职工进行体检，从本质上讲，无论是单位体检还是社区体检，其经费主要来源于国家财政资金，国家财政为退休人员购买体检服务将造成财政经费重复列支，因此，需要明确退休人员就近参加基层医疗卫生机构组织的健康体检活动。

从更加具体的社会关系层面来看，维护人民群众健康主要体现为四个基本维度：一是人的维度，重在解决家庭医生签约服务团队组织和服务水平问题；二是事的维度，重在解决签约服务职责赋能和服务边界问题；三是财的维度，重在解决基层医疗卫生机构建设和基础支撑问题；四是法的维度，重在解决基层医疗卫生服务的法律保障问题。通过人、事、财、法四个维度，我们可从中观层面去理解维护人民群众健康的基本内涵，通过不断完善家庭医生签约服务制度，满足居民多元化健康需求，增强居民签约意愿。

以维护人民群众健康为核心有效开展家庭医生签约服务，需要正确把握上述人、事、财、法四个基本维度，它们分别体现了家庭医生签约服务的服务主体、服务内容、资金投入、法律环境等构成要素，共同构成家庭医生签约服务的整体系统，相互关联，有机统一，如图4-1所示。提高签约服务水平和覆盖面、增强人民群众的获得感是家庭医生签约服务的基本目标，而解决医学人才培养聘任、满足居民个性化服务需求、拓宽资金来源渠道等问题都是围绕家庭医生签约服务基本目标而展开的，四个维度上所体现的内容涉及不同领域或部门，需要始终坚持"未病先防、既病防变"健康理念，改进和完善相关管理制度和服务机制，为积极、稳妥、有序地推进家庭医生签约服务提供制度保障。

在人的维度上，优秀人才是开展家庭医生签约服务的关键核心，加强全科医学人才培训和选聘制度建设，重在解决签约服务团队组织和服务水平问题，切实从制度上保障全科医学人才"招得进、留得住"。政府在高等院校定向委培全科医学专业学生，其毕业后由地方卫生部门直接聘用并纳入事业单位编制，指派到基层医疗卫生机构提供家庭医生签约服务，妥善解决相关职称评聘和社会保障问题。对职业道德高尚、业务水平较高的在职全科医

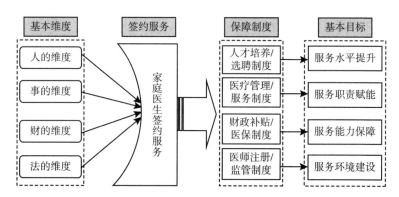

图 4-1 多维度下家庭医生签约服务运行逻辑示意

生，经考核后可以纳入事业单位编制，享受相应的工作待遇，以此吸引高水平人才从事全科医学工作，充实家庭医生服务力量，提高社区家庭医生签约服务水平。

在事的维度上，内容项目是开展家庭医生签约服务的重要抓手，加强社区医疗保健和卫生管理制度建设，重在解决签约服务职责赋能和服务边界问题。社区首诊制和双向转诊制对基本医疗服务有着直接影响，财政预算制度对社区居民尤其是行政事业单位退休人员的体检服务有着重大影响。目前建立电子健康档案缺乏配套措施和相应的制度环境，有必要建立自下而上的服务决策机制和动态调整机制，以居民健康需求为导向，使社区医疗保健和卫生管理制度与居民健康需求有机衔接，从而有效提升健康服务效果和老年人健康水平，从而增强家庭医生签约服务的吸引力。

在财的维度上，资金支持是开展家庭医生签约服务的主要动力，加强基本医疗保险和财政补贴制度建设，重在解决基层医疗卫生机构建设和基础支撑问题。基本医疗保险制度对患者选择医疗卫生机构有着直接影响，对基本医疗保险制度中的报销规定进行适当的改进和调整，安排一定额度统筹基金向基层医疗卫生机构倾斜，提高居民在社区卫生服务中心等的就诊率。财政补贴政策对家庭医生签约服务具有激励和导向作用，建立家庭医生签约服务评价考核指标体系，将财政补贴核算与绩效考核相挂钩，推动财政补贴预算制度改革，促进家庭医生签约服务持续有效的开展。

在法的维度上，规范有序是开展家庭医生签约服务的主要原则，加强医师注册管理和健康市场监管制度建设，重在解决基层医疗卫生服务的法律保障问题。家庭医生签约服务是在医疗卫生法律法规约束下开展的专业性服务，与社区居民健康和生命安全息息相关。在实践中，家庭医生签约服务受到《执业医师法》和注册管理制度的过度约束，通过对相关条文进行修订和完善，确保全科医生执业和送医上门服务的有效开展。同时，加强保健市场审查监管，确立基层医疗卫生机构健康教育宣传的主体地位，保障家庭医生签约服务工作的顺利推进。

通过人、事、财、法四个维度，分别对家庭医生签约服务的服务主体、服务内容、资金投入、法律环境等进行考察，发现家庭医生签约服务与其运行环境共同构成了一个有机整体，人才培养制度、卫生管理制度、医疗保险制度、财政预算制度、监督管理制度等对家庭医生签约服务有着重大影响。需要对相关管理制度和服务机制进行适当改进，有效解决家庭医生签约服务团队组织和服务水平、签约服务职责赋能和服务边界、基层医疗卫生机构建设和基础支撑，以及基层医疗卫生服务的法律保障等问题，为积极、稳妥、有序地推进家庭医生签约服务提供制度保障。

第二节　家庭医生签约服务相关制度

家庭医生签约服务的顺利开展离不开全科医生制度、分级诊疗制度和基本公共卫生服务制度的有效实施。全科医生制度是家庭医生签约服务有效开展的能力保障，分级诊疗制度是家庭医生签约服务有序运转的重要条件，基本公共卫生服务制度是家庭医生签约服务全面开展的重要基础，家庭医生签约服务制度吸收了三者的合理内核和制度精华，但并非其拼凑罗列或简单加总，而是一个综合性的有机结合体。

一　全科医生制度

全科医生制度是家庭医生签约服务中的最能动要素，直接决定着签约服务开展情况及其服务质量。目前，家庭医生签约服务由基层医疗卫生机构提供，并以家庭医生团队形式开展服务，每个服务团队至少配备 1 名家庭医生和 1 名护理人员，家庭医生主要是基层医疗卫生机构注册的全科医生。《关于规范家庭医生签约服务管理的指导意见》对家庭医生范围进行了扩展，不仅包括助理全科医生和中医类别全科医生，还包括执业注册为全科医学专业或经全科医生相关培训合格、选择基层医疗卫生机构开展多点执业的在岗临床医师，以及经全科医生相关培训合格的中级以上职称退休临床医师，并要求平均每名家庭医生签约人数不超过 2000 人。统计结果显示，2020 年全国共有全科医生 40.6 万人，按每名全科医生对应 2000 人计算，这些全科医生仅能满足 57.5% 的签约服务需求，全科医生缺口高达 30 万人。[①] 因此，迫切需要扩大全科医生规模，加大全科医生培养和转岗培训力度，建设一支与我国家庭医生签约服务需求相适应的全科医生队伍。在人的维度上，需要关注和选拔一批能干事、想干事的全科医生，提高其执业能力和工作待遇，并使相关管理规定常态化、制度化。

人才培养制度是全科医生能力建设的重要方面。全科医生主要面向社会和家庭，解决全人群健康问题，这就要求全科医生必须具备全科医学理念、丰富的理论知识和较强的实践能力，系统掌握临床医学、预防医学、康复医学以及人文社会学等相关知识。建设这样一支与家庭医生签约服务需求相适应的全科医生队伍，可采取的途径包括学历教育、规范化培训、转岗培训和继续医学教育，尤其是鼓励高等医学院校设立全科医学教研室、全科医学系或全科医学学院，建立全科医学"本科—硕士—博士"培养体系，并在课程设置时体现传统医学的重要性，坚持传统医学与现代医学相结合，提高理论水平和实践能力，培养更多优秀的全科医学人才。一是加强教师队伍建设，将全科师资队伍建设作为提高全科医学人才质量的关键，其中，理论课程由从事中医理论、公共卫生和预防医学教学的教师讲授，侧重讲授辩证思维和中西医诊断知识；实践课程由附属医院的临床专科医生讲授，侧重讲授

---

① 根据《2020 年我国卫生健康事业发展统计公报》整理计算。

疾病诊疗尤其是基层全科诊疗经验。二是加强医疗培训基地建设，依托全科专业住院医师规范化培训基地和助理全科医生培训基地，建设有特色的全科医学实践教学基地，打造一批关于基层医疗卫生服务的国家级品牌培训基地。①

目前，全科医生严重缺乏，远远不能满足家庭医生签约服务需求，迫切需要扩充全科医疗力量。在此形势下，可以采取"先发展后规范"的方式，通过转岗培训提升其基本医疗和公共卫生服务能力。一是对现有基层在岗执业医师或执业助理医师进行转岗培训，在国家认定的全科医生规范化培训基地进行培训，考核合格者可获得全科医生转岗培训合格证书；二是对高等医学院校医学专业应届毕业生进行转岗专业培训，经过理论学习、医院轮转、社区实践等全科医学方面的技能培训，可以取得全科医师规范化培训合格证书。② 转岗培训是在全科医师缺乏背景下的权宜之策，也是学历教育和毕业后规范化培训的重要补充，可有效充实基层全科医生队伍，提升家庭医生签约服务水平，并为日后专科医生开展全科执业拓展渠道。

继续教育是全科医生培养的重要组成部分。随着医学科学技术不断进步和基层医疗环境不断变化，全科医生也需要进行知识更新和自我提升，通过实行全科医生终身学习制，满足居民日益增长的签约服务需求。当前医护人员继续教育学分制的出发点很好，但在实际执行中过于形式化，一是医护人员所参加的医学学术会与其所从事的学科专业不符，为学分而参会，难以收到预期效果；二是部分医护人员干脆从相关网站购买学分，再教育学分沦为一些机构的赚钱工具。现行继续教育学分制不能适应基层医疗卫生实际需要，有必要对继续教育相关规定进行适当的改进和调整，采用"卫生适宜技术进社区"的形式开展免费网上培训，全科医生每年必须完成一定课时的必修课和选修课，将之与全科医生年度考核相挂钩；通过遴选优秀专家授课，与社区诊疗实践相结合，精心设计培训内容，提升全科医生理论知识和

---

① 黄滢：《探寻全科医生培养、使用与激励机制》，《中国卫生人才》2018 年第 8 期。

② 司庆燕：《家庭医生签约服务需求下社区全科医生转岗培训的问题与对策研究》，《中国全科医学》2018 年第 7 期。

技能水平。

个人待遇是衡量全科医生社会贡献的重要指标。家庭医生签约服务事关居民身心健康，对全科医生的专业性和责任心有着较高的要求，提高个人待遇是选拔聘任优秀全科医生的有效方式。但目前普遍存在全科医生收入水平低、社会认同度低等现象，其在福利待遇、职称评聘、劳动保障等方面明显弱于临床专科医生，甚至全科医生专业能力不被人们所认可。研究表明，社区居民对全科医生的认知明显不足，86.0%的居民认为衡量全科医生是否优秀主要取决于其技术水平，而51.9%的居民不选择到社区卫生服务中心就诊的原因是其对全科医生有着技术水平低的刻板印象;① 同时，全科医生的自我认同度也略显不足，特别是在个人职业发展上，不少人感觉看不到前景，这使医学生就业时不愿当全科医生，从源头上出现人才匮乏问题。②

优秀人才是开展家庭医生签约服务的关键核心。需要对全科医生选聘制度进行改革，在人才培养制度和选聘制度上综合施策，切实从制度上保障全科医学人才"招得进、留得住"。可采取的有效路径有:一是政府在高等院校定向委培全科医学专业学生，其毕业后由地方卫生部门直接聘用并纳入事业单位编制，指派到基层医疗卫生机构从事家庭医生签约服务，妥善解决相关职称评聘和社会保障问题。二是对职业道德高尚、业务水平较高的在职全科医生，经考核后可以纳入事业单位编制，享受相应的工作待遇，以此吸引高水平人才从事全科医学工作，充实家庭医生签约服务力量，提高家庭医生签约服务水平。③

二　分级诊疗制度

分级诊疗制度是深化医药卫生体制改革的重要内容，是不同医疗卫生机

---

① 支晓、王倩、张兰英等:《石家庄市社区居民的就医习惯及其对全科医师的认知情况调查》，《中国全科医学》2017年第31期。

② 杨静、鲍勇:《上海市全科医生培养可持续发展的关键问题》，《上海交通大学学报》（医学版）2012年第10期。

③ 胡耀岭:《以需求为导向创新基层老年健康教育》，《中国人口报》2018年9月17日。

构之间根据功能的不同在提供医疗服务时的一种分工协作机制。基本医疗服务是家庭医生签约服务的重要内容。分级诊疗是为了提高医疗卫生服务体系的运行效率，体现公平性、可及性和可负担性，按照疾病的轻重缓急及治疗难易程度，由不同等级类型的医疗卫生机构承担疾病或疾病不同阶段的治疗。在运行过程中，赋予不同级别医疗卫生机构相应的服务功能，根据患者病情需要，由相应级别的医疗卫生机构提供适宜的医疗服务，必要时不同级别医疗卫生机构之间可以进行转诊，实现有序诊疗和良性互动，及时有效地解决患者健康问题。

社区首诊制是保障居民获得综合性、连续性健康管理和基本医疗服务的重要措施。目前，居民对基层医疗卫生机构的技术水平和业务职能缺乏了解，甚至片面地将基层医疗卫生机构等同于个体诊所。居民对基层医疗卫生机构的依从度较低，一旦出现健康问题，更倾向于到大医院就诊，这固然与基层医疗卫生机构的诊疗水平有关，但更多的是受社会就医观念和就医行为影响，而医疗保险制度对居民就医行为具有重要的导向作用，这就需要政府号召居民"急病重病去医院、小病调理在社区"，从根本上改变群众就医观念。另外，医疗保险制度也是一个重要的影响因素，现行基本医疗保险制度规定，医疗保险统筹基金只用于支付最高支付限额以下的住院费用，在基层医疗卫生机构发生的所有诊疗费用均需自负。如果居民在基层医疗卫生机构看病能像住院那样报销医疗费用，甚或必须经由基层医疗卫生机构转诊才能报销住院费用的话，将促使居民接受基层医疗卫生机构提供的基本医疗服务和家庭医生签约服务，有效减缓医院诊疗压力。

双向转诊制是在社区首诊制基础上提高医疗资源使用效率的重要举措，有利于形成"小病在社区、大病进医院、康复回社区"的医疗服务格局。但在医疗卫生市场化背景下，医院有收治病人住院而增加诊疗收入的积极性，在有足够医疗服务需求的情况下，医院更倾向于增加服务供给，从而获取超额收益或利润，使得双向转诊成为单行道，上转容易、下转难，主要原因有：其一，医疗服务具有较强专业性，是否需要医学检查或住院治疗没有一个固定的标准，医生和医院拥有无可替代的话语权；其二，出于收益成本考虑，在医疗资源可承受范围内，医院宁可加床也不会轻易将患者转到社区。从根本上讲，这已经超出了医疗卫生范畴，与组织管理效率密切相关，涉及医疗卫生市场重构和经济权责分割，要破解此难题，必须深化医药卫生体制改革，以地域为单元对医疗卫生资源进行重新整合，建立"三级医院—二级医院—一级医院—基层医疗卫生机构"的新型医联体，不仅在梯次结构上进行医疗联合，更要在经济关系上实现有机统一。[1]

分级诊疗实施情况是国家医药卫生体制改革成效的重要体现。在理想状态下，不同级别医疗机构各司其职，一般非急诊患者在基层医疗卫生机构首诊，当基层医疗卫生机构遇到疑难病症患者时，向上级医疗机构转诊；当上级医疗机构的患者经治疗进入康复期后，向下级医疗机构转诊，由基层医疗卫生机构进行康复治疗。[2] 近年来，全国各级政府十分重视并积极采取相应措施，分级诊疗工作取得了一定成效，但与预期目标相比，仍有很大差距，居民向大医院集中的就医局面并未因推行分级诊疗制度而得到根本改观。实地调查发现，分级诊疗过程中存在以下问题制约着分级诊疗政策的有效落实。

一是医疗机构间尚未形成有效协作关系。医院公益性定位与其实际运行模式不符，医护人员工资与医疗收入直接挂钩，决定了医院以经济收益为中心，医院的理性决策是倾向于接收更多的病人，很难在提高医护人员工作积极性和向基层医疗卫生机构转诊之间找到平衡点。尽管医院与各级医疗机构建立起医联体，但大医院对基层医疗卫生机构的虹吸问题变得更加严重，不仅从基层医疗卫生机构"挖"走真正能看病的医生，还会使基层医疗卫生机构诊疗设备要么报废要么上交到三级医院，导致基层医疗卫生服务能力严重不足，从而进一步增加群众对基层医疗卫生机构的不信任感。事实上，在医联体内，基层医疗卫生机构被发展为医院门诊住院患者的重要来源地，成

---

[1]　高和荣：《社区首诊双向转诊制度在中国为何难以实施》，《国际社会科学杂志》（中文版）2014 年第 1 期。

[2]　张录法：《后疫情时代城市分级诊疗体系：改革方向与治理策略》，《南京社会科学》2020 年第 4 期。

为医院增加收益的重要保障。

二是对于群众就医理念缺乏有效指导和培养。目前开展健康教育的主体是医疗机构和医生，一般是按照疾病分科宣传，围绕患病后如何治疗、如何康复、如何保健等，健康教育内容设置存在严重问题，在基本理念上，这些知识普遍是沿着专科医学脉络，没有按照全科医学思维进行整体辩证阐释。由于缺乏系统的健康知识，即便是多发病、常见病，居民首先想到的是到大医院做尽量全面的检查，挂号权威专家进行治疗。在居民缺乏是否过度医疗辨别能力的情况下，医院公益性和医生职业修养显得十分关键。另外，基本医疗保险制度实现全覆盖后，居民到大医院就诊已经成为一种风气。

三是医疗保险政策难以控制和调节医疗行为。医疗行为发生与否是由患者和医疗机构两个方面共同决定的。医疗机构所开展的医疗服务具有较高专业性，医生对治疗方案和处方用药具有绝对决定权，无论是按病种付费还是经费总额包干，医疗保险监管都无法影响医疗机构和医生的治疗方案，甚至难以杜绝医疗机构的利益驱动型医疗活动。因此，只能寄期望于患者不到医院就诊或住院。但是，患者的就医心理、就医观念和就医习惯是长期形成的，在患者自由选择的背景下，未将基层首诊作为报销前置条件，通过调整医疗保险门诊和住院报销比例，让患者在首诊时自觉选择到基层医疗卫生机构就诊的政策效果并不明显，特别是有支付能力的患者不会因报销比例而改变就医选择。①

综上所述可见，迫切需要深化医药卫生体制改革，完善医疗卫生服务体系，优化卫生资源配置，重新梳理健康科学知识，转变居民传统就医观念，全面推行基层首诊制，严格规范双向转诊标准，注重相关政策制度的配合，规范各级医疗机构执业行为，加强基层医疗卫生机构赋能，促进分级诊疗制度有效实施。

---

① 高传胜、雷针：《高质量发展阶段分级诊疗政策的效果与走向》，《中州学刊》2019 年第 11 期

三 基本公共卫生服务制度

基本公共卫生服务制度是指国家针对当前城乡居民存在的主要健康问题，以儿童、孕产妇、老年人、慢性疾病患者为重点人群，面向全体居民免费提供的最基本的公共卫生服务，其目标是促进基本公共卫生服务逐步均等化。这是政府深化医药卫生体制改革的重要工作，开展服务项目所需资金主要由财政承担，城乡居民可直接受益。从基本公共卫生服务开展情况、服务形式和实施效果来看，我国基本公共卫生服务主要经历了基层医疗卫生服务体系全面建立、基本公共卫生服务职能弱化和城乡社区卫生服务规范发展三个阶段。

一是基层医疗卫生服务体系全面建立阶段。新中国成立以来，十分重视并大力发展基层医疗卫生事业，人民群众健康水平大为改善，人口预期寿命快速增加。我国卓有成效地发展了社会主义卫生事业，逐步建立起农村三级医疗卫生服务体系和城市三级医疗卫生服务体系。前者由县级卫生组织、公社卫生院和大队卫生所组成，即现在的县、乡（镇）、村三级医疗卫生服务机构。后者包括市级医院、区级医院和街道卫生组织。街道卫生组织、公社卫生院和大队卫生所为基层医疗卫生机构，主要承担基本医疗和公共卫生服务职能。作为世界卫生组织所指导的在全球发展的初级卫生保健组织的主要组织形式，基层医疗卫生机构逐渐成为我国整个卫生事业发展的基础和主要组成部分，为全面开展爱国卫生运动提供了重要平台。基层医疗卫生机构的建立和有效开展工作，保障了我国卫生事业取得重大成就，较好地满足了人民群众日常保健需要，通过采取有效预防措施，杜绝了可能的疫情传播和蔓延，全国传染病发病率和病死率明显下降。[①]

二是基本公共卫生服务职能弱化阶段。1980 年以来，我国改革开放取得了举世瞩目的成就，经济社会发生了天翻地覆的变化，群众生活水平得到了显著提高，初步实现了计划经济向市场经济的转变。但毋庸讳言，在改革

---

① 隋越：《试谈我国建国以来卫生事业管理的得与失》，《卫生经济》1984 年第 6 期。

开放初期，我国公共卫生管理战略发生了很大转变，主要表现为重效益、轻服务，重医疗、轻预防，忽视了医疗卫生服务的准公共产品性质，未能充分体现"未病先防、既病防变"工作理念，基层预防保健职能逐渐弱化。在大力发展社会主义市场经济的背景下，医疗卫生领域也开始借鉴企业改革经验，各地基层医疗卫生机构普遍实行了以招标承包为主要形式的承包经营责任制，实行"五定一奖"（定人员、定任务、定出勤、定经济指标、定技术指标和年终效益奖）或类似制度，医疗卫生机构发展活力有了明显增强。但此期间，国家对基层医疗卫生机构的财政投入不足，卫生事业经费和预防保健投入比例逐年下降，基层医疗卫生机构主要依靠药品销售维持运行，"以药补医""以医养防"问题突出，政府在卫生保健上缺乏向低收入地区及家庭倾斜的政策。随着社会生态环境和生产生活方式改变，我国人口疾病谱发生了明显变化，心血管疾病、恶性肿瘤和呼吸系统疾病成为最主要的死因。由于预防保健措施难以落实到位，多年前已被控制的一些急性传染病，如疟疾、血吸虫病、流行性出血热、乙肝、肠道传染病等在部分地区出现回升趋势。[①]

三是城乡社区卫生服务规范发展阶段。以 1997 年《中共中央、国务院关于卫生改革与发展的决定》为标志，国家明确提出进一步深化卫生管理体制改革，倡导发展城市社区卫生服务，这是国家在工业化、城市化、人口老龄化进程加快背景下做出的卫生领域的重大战略决策。1997 年，深圳市率先试点整合社区卫生资源，以"人口全覆盖、社区全覆盖、服务全覆盖"为目标，在居民生活区和工厂集中区陆续建立了 600 多家社区健康服务中心，将之作为基本医疗服务社区首诊平台，为居民个人和家庭提供综合性基本医疗卫生服务，服务项目包括基本医疗、妇女儿童保健、计划免疫、老年保健、心理卫生、社区康复等，平均每个社区健康服务中心覆盖 3.13 平方公里、服务人口 2.26 万人，形成了步行 15 分钟社区健康服务圈。[②] 2000 年开始，东部经济发

---

① 阎立新：《未来公共卫生事业向何处去？》，《中国公共卫生管理》1995 年第 2 期。
② 王广州、胡耀岭：《深圳人口结构与卫生资源均衡配置研究》，载《深圳人口与健康发展报告（2011）》，社会科学文献出版社，2011。

达地区逐步实施并推广公共卫生服务项目，政府按照服务人口数补助公共卫生服务经费，年人均补助标准为 8~10 元，支持社区卫生服务事业发展，将预防接种、儿童保健、孕产妇保健、健康教育等服务纳入公共卫生服务项目，所有居民均可免费享受公共卫生服务项目。2006 年，国务院印发的《关于发展城市社区卫生服务的指导意见》和财政部、国家发展改革委、卫生部联合印发的《关于城市社区卫生服务补助政策的意见》提出，中央财政对中西部地区社区公共卫生服务进行补助并明确每人每年补助 3~4 元，再加上地方政府积极安排配套经费，城市社区公共卫生服务补助标准普遍达到 10 元左右，在中央和地方政府的有力支持下，城市社区公共卫生服务在全国广泛开展。[①] 2009 年，《中共中央 国务院关于深化医药卫生体制改革的意见》明确提出实施国家基本公共卫生服务项目，促进基本公共卫生服务均等化。基本公共卫生服务项目涵盖建立居民健康档案、健康教育、预防接种、传染病防治、儿童保健、孕产妇保健、老年人保健、慢性病管理、重性精神疾病管理等内容，全国各地基层医疗卫生机构积极响应并组织实施，初步形成了全国基本公共卫生服务城乡协调发展的良好局面。

四　家庭医生签约服务相关制度之间的关系

家庭医生签约服务制度是以家庭医生为主要载体、社区为范围、家庭为单位、全面健康管理为目标，通过契约服务的形式，为家庭及其每个成员提供连续、安全、有效、适宜的综合医疗卫生服务和健康管理的服务模式。在家庭医生签约服务制度下，家庭医生是接受过医学专门训练的"新型"医生，是提供全科医疗服务的医学专业人才，为居民提供服务协议中约定的服务内容。

全科医生制度是构建家庭医生签约服务制度的重要基础。家庭医生签约服务制度是全科医生制度发展到一定阶段的深度优化。这两种制度均关系到

---

① 胡同宇：《国家基本公共卫生服务项目回顾及对"十三五"期间政策完善的思考》，《中国卫生政策研究》2015 年第 7 期。

社区基本医疗和公共卫生服务，全科医生是开展家庭医生签约服务的主要执行者，通过紧密依靠团队的力量，提供集公共卫生与基本医疗服务于一体的初级卫生服务，深入社区、贴近居民，提供安全、价廉、便捷、个性化的贴心服务，增进医务人员与患者之间的信任，形成和谐医患关系。

全科医生制度和家庭医生签约服务制度均强调资源整合、临床与预防相结合，注重对重点人群的疾病诊疗和健康管理，实行"以条块结合、以条为主"的服务模式，并与医疗卫生服务体系密切相关。从实际执行情况看，社区首诊制和分级诊疗制度是开展家庭医生签约服务的重要保障，能够体现基层医疗卫生服务的连续性、综合性、便捷性、可及性，充分保障家庭医生签约服务质量。

基本公共卫生服务制度是家庭医生签约服务在公共卫生服务方面的有力保障。基本公共卫生服务制度是开展家庭医生签约服务的关键，以基层医疗卫生机构为依托，由全科医生、社区护士、中医医生、公共卫生医生等医务人员组建服务团队，基于全科医学的执业能力和健康理念，以建立居民个人和家庭健康档案为抓手，有效实施国家基本公共卫生服务项目，为服务片区内的居民提供包括基本医疗和公共卫生服务在内的综合性健康服务。

综上所述，家庭医生签约服务制度与全科医生制度、分级诊疗制度、基本公共卫生服务制度密不可分，全科医生制度是构建家庭医生签约服务制度的重要基础，分级诊疗制度是开展家庭医生签约服务的重要保障，基本公共卫生服务制度是开展家庭医生签约服务的关键核心，在不同时期阶段的表现形式不同，但各项制度均坚持整体健康观，其所秉持的健康理念基本一致。从这个意义上讲，相关制度保障和促进了家庭医生签约服务的有效开展。

第三节　家庭医生签约服务主要规律

通过分析家庭医生签约服务及其相关政策制度，从资源供给、发展环境、财政支持、运行质量等不同视角探讨其社会经济特征，发现家庭医生签约服务所蕴含的一般规律，这将有助于探究家庭医生签约服务运行机理，充分认识影响家庭医生签约服务的主要因素，为有效开展家庭医生签约服务奠定基础。

一是从资源供给视角看，家庭医生签约服务政策与国家社会经济发展战略密切相关，行政力量在服务资源配置中起着决定性作用，[1] 并主要经历了三个阶段：第一阶段，国家集中力量发展全民所有制经济，有计划地进行投资、生产、分配和消费，政府自然地承担起公共卫生服务责任，行政性管理有利于防治传染病和控制疫情蔓延。第二阶段，国家实施以经济增长为中心的非均衡赶超战略，实行改革开放并重点发展社会主义市场经济，公共卫生服务呈现多元化和市场化特征，竞争市场下的公共卫生服务供给严重不足，基本公共卫生服务职能逐渐弱化。第三阶段，国家实施科学发展观指导下的协调发展战略，全面建设小康社会并使全民共享社会发展成果，开始正视市场失灵问题，发挥政府在公共资源配置中的基础性作用，通过增加财政专项补贴和整合卫生资源，有效加强基层医疗卫生组织建设，并以基层医疗卫生机构为依托开展家庭医生签约服务。家庭医生签约服务具有非竞争性、非排他性等公共产品属性，政府在家庭医生签约服务中起着不可替代的作用，市场分析框架不适用于健康服务资源配置，只有政府重视并加大专项投入，才能真正实现家庭医生签约服务的健康发展。

二是从发展环境视角看，准确把握家庭医生签约服务的时期特点和主要矛盾，针对影响人口健康的主要因素，有的放矢，对症下药，方可收到良好的效果。在新中国成立之初，一穷二白，百废待兴，人们普遍营养不良、抵抗力较差，人口增长呈现"高出生、高死亡、低增长"特征，出生人口死亡率高是平均人口预期寿命偏低的主要原因，通过改善群众营养状况，建立基层医疗卫生组织，开展全民爱国卫生运动，可以有效提高居民健康水平。改革开放以来，随着工业化、城镇化加快，国民经济快速发展，全国基本解决了温饱问题，生产生活方式也发生了根本转变，但社会建设发展相对滞

---

① 江依妮、张光：《财政资源错配：户籍区隔下的地方公共服务供给》，《经济体制改革》2016 年第 4 期。

后，社会因素和精神因素对人们健康产生重大影响，而医疗卫生机构普遍存在"重医疗、轻预防"问题，预防保健措施难以落实到位。21 世纪以来，全国城乡居民收入水平大幅提高，但经济增长在很大程度上依赖于高投资、高能耗和高污染产业，人口老龄化、疾病谱变化和生态环境恶化给医疗卫生事业带来严峻挑战，国家适时提出促进经济社会协调可持续发展战略，深入推进医药卫生体制改革，坚持公共卫生服务公益性，建设覆盖城乡居民的基本公共卫生服务制度，有效提高全民健康水平。由此可见，自然环境因素、社会经济因素、心理因素、文化因素和生活方式与人口健康有着密切关系，家庭医生签约服务工作重点应根据自然环境、社会经济发展和人们生产生活方式的变化做出适当调整。

三是从财政支持视角看，补贴核算方式对于开展家庭医生签约服务具有一定导向作用，补贴标准合理是有效开展家庭医生签约服务的重要前提，主要包括三个阶段：第一阶段是政府财政全额承担，在计划经济体制下，基层医疗卫生机构运行经费和预防保健费用由国家财政全额支付，各基层医疗卫生组织积极开展爱国卫生运动，"预防为主"深入人心。第二阶段是资金渠道多元化，以追求市场效益最大化为目标，参与各方缺乏加大公共卫生投入的动力，多元化投资的重点是检查治疗而非疾病预防，疾病预防逐步处于医疗卫生的从属地位而被边缘化。第三阶段是科学核算财政补贴，建立财政资金投入机制，先后采取了按人头补贴和按业务量补贴等核算方法，补贴标准开始反映家庭医生签约服务实际开展情况，使得财政资金管理更加科学化。由此可见，政府财政补贴是家庭医生签约服务经费的主要来源，可以吸纳部分社会资本参与基层医疗卫生服务，但不能因此而推卸政府所应承担的主要责任，通过明确家庭医生签约服务内容，采用成本法核算并最终确定相应的补贴标准，提高基层医疗卫生机构的服务积极性，促进家庭医生签约服务目标的实现。[1]

---

[1] 张汉、江孟园、何酉子：《公共财政补贴内生化与闭环供应链的短期均衡结果分析》，《系统工程》2013 年第 8 期。

四是从运行质量视角看，家庭医生签约服务供需平衡是提高家庭医生签约服务质量的重要条件，居民健康需求的满足程度是反映家庭医生签约服务质量的重要指标。新中国成立以来，尽管健康服务还处于较低层面，但当时的群众健康需求不高，服务供给能够满足群众基本健康需求，从而有效提高了全国平均人口预期寿命，其间的健康服务运行质量较高。改革开放以来，社会经济发生了天翻地覆的变化，人们生产生活方式多样化，群众健康需求多元化，尽管国家投入经费的绝对量要远高于改革开放之前，但在健康服务方面的投入相对不足，服务供给不能满足群众健康需求，其间健康服务运行质量欠佳。21世纪以来，衡量健康服务供给和需求之间的平衡状况变得十分困难，笔者通过近三年社区实地调研发现，非但问题未得以解决，反而增添了更多困惑，主要表现在两个方面：一是老年人健康意识之惑，居民健康档案建档率较低、接受公共卫生免费体检人数较少，但老年人对于参加保健品商家组织的宣传讲座较为踊跃；二是群众健康水平之惑，三甲医院床位数快速增加，公共卫生投入逐年增长，但医院始终人满为患，医疗费用支出快速上升，人口健康水平似乎并未实质性提高。

第四节 本章小结

本章通过梳理家庭医生签约服务内容，分析与之密切关联的政策制度，通过人、事、财、法四个维度，对家庭医生签约服务的服务主体、服务内容、资金投入、法律环境等进行考察，把握家庭医生签约服务相关制度及其运行特点，探究家庭医生签约服务运行机理，以及各项政策制度对家庭医生签约服务制度的影响，发现促使家庭医生签约服务有效运行的主要规律。

家庭医生签约服务内容主要包括基本医疗服务、健康咨询与用药指导、重点人群上门服务、预约转诊服务、公共卫生服务、慢性病控制等。建立电子健康档案是开展家庭医生签约服务的基础。电子健康档案以居民身份证号码为唯一标识，动态记录居民出生、死亡、迁移、流动等信息，便于有效开展传染病防治和疫情追踪溯源管理，涉及儿童保健、疾病预防、健康管理、门诊诊疗、住院诊疗、体格检查等医疗卫生服务信息，可为居民提供综合性、连续性的健康管理和慢病防治服务。免费健康体检是家庭医生签约服务的一项主要内容，通过每年一次的健康体检，较为全面地了解居民健康状况，及早发现高血压、糖尿病等慢性病及其并发症发生隐患，便于家庭医生有针对性地进行健康指导，切实提高人民群众的健康水平。从这些服务内容所涉及的服务制度来看，主要分为人、事、财、法四个基本维度，分别体现了家庭医生签约服务的服务主体、服务内容、资金投入、法律环境等构成要素，共同构成家庭医生签约服务的有机整体，人才培养制度、卫生管理制度、医疗保险制度、财政预算制度、监督管理制度等对家庭医生签约服务有着重大影响。需要对相关管理制度和服务机制进行适当改进，有效解决家庭医生签约服务团队组织和服务水平、签约服务职责赋能和服务边界、基层医疗卫生机构建设和基础支撑，以及基层医疗卫生服务的法律保障等问题，为积极、稳妥、有序地推进家庭医生签约服务提供制度保障。

家庭医生签约服务工作开展离不开全科医生制度、分级诊疗制度和基本公共卫生服务制度的有效实施。全科医生制度是提高全科医生培训质量和全科医生执业能力的重要方面，通过对人才培养制度和选聘制度提出具体要求，切实保障全科医学人才"招得进、留得住"，有助于建设一支与家庭医生签约服务需求相适应的全科医生队伍，系统掌握临床医学、预防医学、康复医学以及人文社会学等相关知识，具备全科医学理念、丰富的理论知识和较强的实践能力，解决全人群健康问题。分级诊疗制度是深化医药卫生体制改革的重要内容，是不同医疗卫生机构之间根据功能的不同在提供医疗服务时的一种分工协作机制，在运行过程中，赋予不同级别医疗卫生机构服务功能，根据患者病情需要，由相应级别的医疗卫生机构提供适宜的医疗服务，必要时不同级别医疗卫生机构之间可以进行转诊，实现有序诊疗和良性互动，提高医疗资源使用效率，形成"小病在社区、大病进医院、康复回社区"的医疗服务格局，保障居民获得综合性、连续性的健康管理和基本医疗服务，有效解决患者健康问题。基本公共卫生服务制度是开展家庭医生签约服务的重要基础，针对当前城乡居民存在的主要健康问题，以儿童、孕产妇、老年人、慢性疾病患者为重点人群，面向全体居民免费提供的最基本的公共卫生服务，涵盖建立居民健康档案、健康教育、预防接种、传染病防治、儿童保健、孕产妇保健、老年人保健、慢性病管理、重性精神疾病管理等内容，其目标是促进基本公共卫生服务逐步均等化。家庭医生签约服务制度与全科医生制度、分级诊疗制度、基本公共卫生服务制度密不可分，在不同时期阶段的表现形式不同，但各项制度均坚持整体健康观。家庭医生签约服务制度吸收了三者的合理内核和制度精华。从一定意义上讲，这些政策制度为家庭医生签约服务的有效开展提供了制度保障。

在家庭医生签约服务运行过程中，主要表现出以下规律：一是从资源供给视角看，家庭医生签约服务政策与国家社会经济发展战略密切相关，行政力量在服务资源配置中起着决定性作用，家庭医生签约服务具有非竞争性、非排他性等公共产品属性，市场分析框架不适用于健康服务资源配置，只有政府重视并加大专项投入，才能真正实现家庭医生签约服务的健康发展。二是从发展环境视角看，自然环境因素、社会经济因素、心理因素、文化因素和生活方式与人类健康有着密切关系，应准确把握家庭医生签约服务的阶段性特点，根据自然环境、社会经济发展和人们生产生活方式的变化做出适当调整，针对影响人口健康的主要因素，有的放矢，对症下药，方可收到良好的效果。三是从财政支持视角看，政府财政补贴是家庭医生签约服务经费的主要来源，补贴核算方式对于开展家庭医生签约服务具有一定的导向作用，补贴标准合理是有效开展家庭医生签约服务的重要前提，可以吸纳部分社会资本参与基层医疗卫生服务，但不能因此而推卸政府所应承担的主要责任。四是从运行质量视角看，家庭医生签约服务供需平衡是提高家庭医生签约服务质量的重要条件，家庭医生签约服务供需变化是动态的，居民健康需求的满足程度是反映家庭医生签约服务质量的重要指标。

第五章　家庭医生签约服务质量评价

家庭医生签约服务是一项综合性社会服务工作，衡量其服务质量的指标并不固定，评价其服务质量的难度较大。本章通过深入分析家庭医生签约服务工作流程，全面认识家庭医生签约服务质量评价及其主要特征，以现有服务质量评价基本框架为基础，提出家庭医生签约服务质量评价模式，以便于科学分析家庭医生签约服务质量的影响因素。

第一节　签约服务主要流程

近年来，家庭医生签约服务取得了显著成效，服务模式日趋成熟，服务内容逐步完善。尽管各省份服务项目及其具体要求不尽相同，但开展家庭医生签约服务的流程基本一致，主要包括建立居民健康档案、筛选重点服务人群、签约开展健康服务、考核评估服务绩效等四个方面，当前服务流程较为合理，保障了家庭医生签约服务有章可循、有序进行。

一　建立居民健康档案

建立居民健康档案是开展家庭医生签约服务的基础。居民健康档案是以居民个人健康为核心的生命周期各阶段健康状况及其相关信息的数据集，涉及儿童保健、疾病预防、健康管理、门诊诊疗、住院诊疗、体格检查等医疗卫生服务信息，可用于从众多居民中筛选并确定服务对象，便于家庭医生提供综合性、连续性的健康管理和慢性病防治服务，以及疾控部门有效开展传染病防治和疫情追踪溯源管理。在健康信息收集过程中，首先读取居民身份证信息，将身份证号码作为居民唯一标识，详细记录居民生活方式、身体健康状况及其他相关资料信息。

建立居民健康档案主要有四个步骤：一是建立家庭档案，包括户主姓名、身份证号码、联系电话、家庭详细住址等基本信息，住房类型、居住面积、饮用水来源、燃料类型、厕所等居住条件和卫生设施信息，以及人均收入、医疗保险类型等家庭经济状况信息。二是建立个人健康档案，包括个人身份证号码、常住类型、户籍性质、文化程度、职业、婚姻状况、医疗保险类型等基本信息；药物过敏史，暴露史，疾病、手术、外伤、输血、献血等既往史；父母、兄弟姐妹、子女等是否有慢性病家族史。三是添加健康相关信息，包括身高、体重、腰围、体温、脉率、呼吸频率、血压等一般状况，体育锻炼、饮食习惯、吸烟、喝酒等生活方式，口腔、视力、听力、肝、胆、脾、肺、肾等脏器功能。四是动态更新健康信息，包括血常规、尿常规、血糖、心电图、肝功能、肾功能、血脂、胸部 X 线片、B 超等辅助检查信息，以及主要健康问题、住院治疗、用药情况、健康评价等相关信息。[1]

目前，建立健康档案时坚持居民自愿原则，由居民自主决定是否建立健康档案。健康资料的收集和整理均通过计算机信息系统完成，并以电子信息和纸质档案两种形式存储。从本质上讲，电子健康档案并非单纯服务医疗卫生领域，还可以与各部门人口信息进行有机整合，构建大型人口健康数据库。家庭医生签约服务团队可以充分发挥服务网络全覆盖优势，全面收集、整理、录入人口健康相关数据，为婴幼儿免疫、校园防疫、优生优育、疫情防控，以及全区域、全人群健康服务。[2] 从这个意义上讲，有必要将建立居民健康档案上升到履行社会责任高度，不再简单地坚持居民自愿原则，而应将之作为居民必须履行的义务，提升居民对基层医疗卫生机构的依存度，夯实家庭医生签约服务工作的基础。

---

[1] 《国家基本公共卫生服务规范（第三版）》。

[2] 周晓英：《电子健康档案的价值认知与应用推进策略研究》，《档案学通讯》2018 年第 3 期。

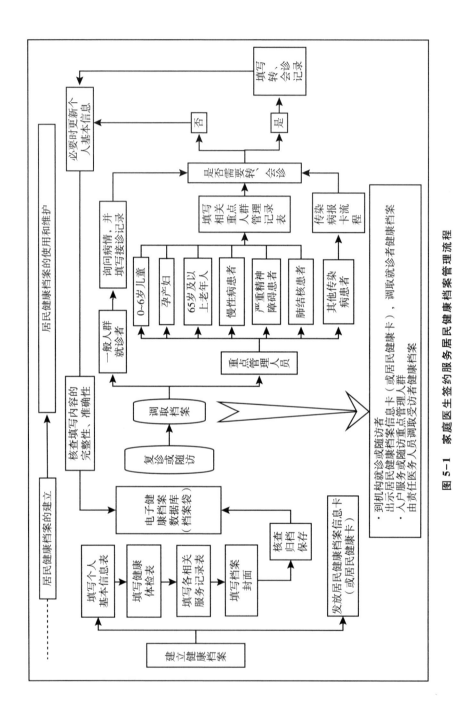

图 5-1　家庭医生签约服务居民健康档案管理流程

二 筛选重点服务人群

重点服务人群是家庭医生签约服务的主要对象。尽管家庭医生签约服务是对辖区内全体居民提供健康服务，但并非对所有居民的服务内容完全相同，而是根据居民具体情况有所侧重，筛选和界定出重点服务人群。根据不同人群的服务需求不同，划分出重点人群：0~6岁儿童、孕产妇、65岁及以上老年人、高血压患者、Ⅱ型糖尿病患者、严重精神障碍患者、肺结核患者等，这些人群的共同特点是正处于不健康或亚健康状态，对家庭医生有着更多的健康服务需求，家庭医生签约服务能够更有效地提高重点服务人群的健康水平和生命质量。[①]

（一） 0~6岁儿童

该年龄段人口处于生长发育特殊时期，决定着未来身体发育和智力成长，可进一步细分为多个年龄段，其中，不同年龄段生长发育特征有着显著区别，比如，出院后1周内新生儿，出生后28~30天新生儿，3月、6月、8月、12月、18月、24月、30月、36月龄婴幼儿，4~6岁儿童，在家庭访视、疾病筛查的同时，了解预防接种和生长发育情况，便于及时补种、补筛和健康指导。

（二）孕产妇

加强孕产妇健康管理服务可以有效降低出生缺陷率，进而影响和决定未来人口素质。根据孕期特点和胎儿生长情况，可以将孕产妇健康管理进一步分为孕早期、孕中期、孕后期、产后期四个时期。一是孕早期，孕13周前进行第1次产前检查；二是孕中期，孕16~20周、21~24周分别进行一次健康教育和指导；三是孕晚期，孕28~36周、37~40周各进行一次健康教育和指导；四是产后期，产妇出院后1周内和产后42天进行家庭产后访视和健康检查。

（三） 65岁及以上老年人

老年人是身体健康状况最为复杂的群体，半数以上老年人倍受高血压、

---

① 《国家基本公共卫生服务规范（第三版）》。

糖尿病等慢性病困扰，是需要重点关注的群体。在人群界定上，不管是否患病，凡是 65 岁及以上的老年人均将之作为重点服务人群。对发现已确诊的原发性高血压和 II 型糖尿病等患者，同时开展相应的慢性病患者健康管理，对患有其他疾病的老年人及时治疗或转诊，对于发现有其他异常的老年人，进行定期复查或向上级医疗卫生机构转诊。

（四）高血压患者

高血压及其并发症是决定和影响人口健康水平和生命质量的重要因素，管理服务 35 岁及以上常住居民中原发性高血压患者是降低老年人口失能的重要措施。对第一次发现收缩压 ≥140mmHg 和（或）舒张压≥90mmHg 的居民，在排除可能引起血压升高的因素后预约其复查，非同日 3 次测量血压均高于正常，可初步诊断为高血压。同时，将具有符合血压高值、超重或肥胖、高血压家族史、长期膳食高盐、长期过量饮酒、年龄≥55 岁等六项指标中任一项高危因素的居民，纳入密切关注人群。

（五）II 型糖尿病患者

糖尿病是发病率仅低于高血压的一类慢性病，将 35 岁及以上常住居民中 II 型糖尿病患者列为重点服务人群。在服务过程中，需要同时测量空腹血糖和血压，并评估其是否存在危急情况，如出现血糖≥16.7mmol/L 或血糖 ≤ 3.9mmol/L，收缩压 ≥ 180mmHg 和/或舒张压≥110mmHg，意识或行为改变、呼气有烂苹果样丙酮味、心悸、出汗、食欲减退、恶心、呕吐、多饮、多尿、腹痛、有深大呼吸、皮肤潮红、持续性心率超过 100 次/分钟，体温超过 39℃ 或有其他的突发异常情况，须在处理后紧急转诊。

（六）严重精神障碍患者

严重精神障碍不仅给居民个人和家庭带来健康困扰，3~5 级患者还将直接危害公共安全。纳入重点服务人群的严重精神障碍患者是指辖区内常住居民中诊断明确、在家居住者，主要包括精神分裂症、分裂情感性障碍、偏执性精神病、双相情感障碍、癫痫所致精神障碍、精神发育迟滞伴发精神障碍等。在将严重精神障碍患者纳入管理时，需由家属提供或直接转自原承担治疗任务的专业医疗卫生机构的疾病诊疗相关信息，同时为患者进行一次全面评估，按照要求填写严重精神障碍患者个人信息补充表。

（七）肺结核患者

肺结核是常见传染性疾病，严重威胁着居民个人和家庭及社会健康，近年来肺结核病例有所增加。纳入重点服务人群的肺结核患者是指辖区内确诊的常住肺结核患者，一般由传染病医院和属地疾病预防控制部门提供信息，由家庭医生负责督导用药，同时，家庭医生在开展健康服务过程中，如发现有慢性咳嗽、咳痰≥2周、咯血、血痰、发热、盗汗、胸痛或不明原因消瘦等肺结核可疑症状者，在鉴别诊断的基础上，填写"双向转诊单"，推荐其到结核病定点医疗机构进行结核病检查，1周内进行电话随访，了解是否前去就诊，督促其及时就医。

三 签约开展健康服务

家庭医生签约服务首先由家庭医生签约服务团队与服务对象签订书面协议，明确双方权利和义务，家庭医生免费为签约居民提供公共卫生服务。家庭医生签约服务团队的主要权利和义务包括：一是及时获得签约居民真实信息，提供电话接听服务，指导和协助签约居民开展自我健康管理；二是提供"面对面"个性化健康指导；三是开展健康教育讲座；四是为疑难疾病患者提供转诊服务。签约居民的主要权利和义务包括：一是享受签约包中约定的服务；二是享受政策规定的优惠待遇；三是积极配合家庭医生签约服务团队开展工作，并保持沟通交流渠道通畅；四是按照家庭医生的意见接受首诊，如实向家庭医生反映自身的健康问题并听取健康指导建议。家庭医生签约服务内容一般包括健康教育与咨询服务、免费落实国家基本公共卫生服务、集中开展健康评估、上门服务、预约服务、转诊服务等六个方面。

一是健康教育与咨询服务。家庭医生将健康教育处方及医学科普等资料免费发放给签约居民，及时将健康教育讲座及季节性健康信息告知签约居民，提供免费电话咨询，给予健康、预防、保健等方面的指导。

二是免费落实国家基本公共卫生服务。按照国家基本公共卫生服务规范，免费为所有家庭成员建立健康档案，并实施动态管理。根据居民健康状况和需求，每年免费为家庭中 65 岁及以上老年人体检一次，对 0~6 岁儿童提供国家免疫规划疫苗接种和健康管理，对孕产妇进行产前、产后系统管理，对高血压、糖尿病等慢性病及重性精神病患者提供每年不少于 4 次主动随访、分类指导及每年一次健康体检服务，为 65 岁及以上老年人和 0~36 个月婴幼儿提供中医药健康管理服务，为肺结核患者提供健康管理服务等，保证服务质量和及时性，并将咨询结果和服务信息及时录入居民健康管理信息系统或上报属地卫生健康部门。

三是集中开展健康评估。按照卫生健康部门统一时间安排，家庭医生负责通知签约居民到指定地点接受健康服务，每年对签约家庭及其成员进行一次健康状况评估，根据评估结果，为其制定个性化的健康生活措施和疾病预防方案。

四是上门服务。对于行动不便的老年人及慢性病人、孕产妇和新生儿、严重精神障碍患者、残疾人、贫困家庭、计划生育特扶家庭等重点人群，根据国家公共卫生服务项目规范的健康管理要求，提供上门访视、送医送药、健康教育和行为干预、健康监测与评估、健康信息送达、健康咨询和指导等健康管理服务。

五是预约服务。为签约居民提供预约诊疗、优先就诊、住院绿色通道、120 急救免费接诊等优惠政策。

六是转诊服务。签约居民病情如超出基层医疗卫生机构和家庭医生诊疗能力，立即通过与上级医院的双向转诊渠道，优先提供转诊服务，履行转诊手续。

四　考核评估服务绩效

对服务效果进行考核评估是有效开展家庭医生签约服务的必要条件。加强家庭医生签约服务绩效考核，可以指导家庭医生进行签约服务实践，引导家庭医生为签约居民提供综合、连续、协同的医疗卫生与健康管理服务。同时，对服务效果进行考核评估还可以促进签约服务质量提升，有利于建立签约服务经费和质量与签约对象满意度相挂钩的工作机制，激励家庭医生做实做细签约服务工作。在考核评估环节，主要由家庭医生自我评价和卫生健康部门评估两部分构成。

一是家庭医生自我评价。在家庭医生签约服务实践中，家庭医生根据与居民签订的家庭医生签约服务协议开展服务，而该协议严格按照卫生健康部门的规定和业务指导制定，除个性化服务项目外，基础性服务采取的是格式化文本，但服务群体之间或群体内部对健康服务需求存在一定差异，甚至有时差异还比较大，相应的，其服务内容难免会不适合或不能满足服务对象需求。家庭医生是签约服务的执行者，具有与服务对象密切接触的天然优势，可以在服务过程中，通过听取签约居民对服务工作的意见和建议，改进和解决家庭医生签约服务中存在的不足和问题；对于机制体制方面的问题，做好收集整理归纳工作并反馈给卫生健康部门，以便于及时调整和改进服务内容和服务模式，有效提升家庭医生签约服务质量。

二是卫生健康部门评估。卫生健康部门是家庭医生签约服务的业务指导者，服务绩效考核评估是保障家庭医生签约服务落实到位的有效手段。根据签约服务内容，卫生健康部门负责制定相应的考核评估指标体系，将居民健康档案管理、健康教育服务、预防接种、0～6岁儿童健康管理、孕产妇健康管理、老年人健康管理、高血压患者健康管理、Ⅱ型糖尿病患者健康管理、严重精神障碍患者管理、中医药健康管理、肺结核患者健康管理等服务内容纳入考核评估范围，评估指标包括健康档案建档率、健康咨询参加人数、疫苗接种率、儿童健康管理率、孕产妇健康管理率、老年人健康管理率、高血压患者规范管理率、糖尿病患者健康管理率、重性精神疾病患者稳定率、老年人中医药健康管理服务率、肺结核患者管理率等，通过综合计算得到家庭医生签约服务绩效得分。

以上两种评估方法体现的是自评和他评两个方面，委托方和执行者共同参与服务评价，有助于多视角考察家庭医生签约服务开展情况，能够有效促进各项政策措施落实到位。但是，由于评估结果直接决定家庭医生签约服务团队的经济收入，家庭医生出于经济理性考虑，往往倾向于实施粉饰健康服务资料的行为，无须真正开展服务即可获得较好的评估结果，进而导致出现"签而不约"问题。另外，目前评估过程中缺少服务对象的参与，签约居民既是服务对象又是服务监督者，其满意度和获得感是判断家庭医生签约服务质量的重要方面，因此，签约居民的切身感受应得到足够的重视。

第二节　服务质量评价基本框架

目前我国家庭医生签约服务的绩效评价的概念框架、模型、内涵及指标体系尚未建立。现有考核评估指标基本涉及家庭医生签约服务的全部内容，能够通过相关数据资料计算得到，貌似可以作为衡量家庭医生签约服务情况的客观指标，但在实际执行中，相关数据资料并不能全面准确地反映家庭医生签约服务情况。那么，如何才能科学客观地衡量家庭医生签约服务质量呢？通过收集整理现有相关文献，可以借鉴以下三类服务质量评价框架。

一　基于三维理论的服务质量评价框架

三维理论是指从结构、过程、结果三个维度对质量评价进行分类，将具体评价指标分为结构性指标、过程性指标及结果性指标。结构性指标是指反映机构提供服务的资源和能力的指标，包括环境和设施、人力资源、组织结构等；过程性指标是指提供服务的方式和过程，以及提供服务过程中工作人员履行职责情况的指标，包括服务管理、服务计划等；结果性指标属于主观指标，以服务对象的自我感受为中心，包括满意度、老人身体功能状况等。[1] 目前，在服务质量评价指标体系中，具体指标多为过程性指标和结构性指标，且以过程性指标居多，而结果性指标较少，这可能是出于资料容易

---

[1]　苏海军、姚岚：《公共卫生服务体系绩效评价指标框架研究》，《中国卫生经济》2010 年第 11 期。

获得和便于横向比较的考虑，但并不能真正反映服务质量评价效果。

仅从投入—产出的角度对服务质量进行评估，并不能做出全面、准确的评价。高投入不意味着必然高产出，即便产出量很高也并不意味着效果就好，应根据投入、过程、产出三个阶段所涉及人力、物力、财力及其构成情况，合理建立服务质量评价体系。[①] 通过梳理家庭医生签约服务投入、过程、产出三个阶段的服务和行为，对结构性、过程性、结果性指标进行综合评估，以此来反映家庭医生签约服务质量的真实情况，在投入维度上考虑服务设施与设备、服务组织与人员，在过程维度上考虑服务过程与行为，在产出维度上考虑服务结果与绩效（见图5-2）。遵循指标内容全面性与独立性兼容、指标来源主观性与客观性兼顾、指标结果实用性与可操作性兼收原则，选择相应的二级指标和三级指标。[②]

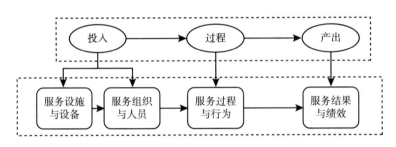

图5-2　基于三维理论的服务质量评价框架

一是服务设施与设备。服务设施与设备是物力和财力投入的具体体现，能够直观表现出家庭医生签约服务团队的服务能力和专业水准。基层医疗卫生机构是政府开办的非营利性机构，主要开展常见病、多发病诊疗和公共卫生服务，卫生服务设施严格按照卫生健康标准规范进行配置，国家财政予以补贴，地方财政给予一定配套资金。作为影响家庭医生签约服务效果的外部

---

① 黄锦玲、丛紫薇、杨阳、曾志嵘：《家庭医生签约服务绩效评价的概念框架》，《中国全科医生》2019年第13期。
② 左莉：《城市社区养老服务供给能力的关键指标研究》，中南财经政法大学硕士学位论文，2019。

因素，服务设施与设备不仅会给服务规模和服务效率带来影响，其齐全程度也会直接影响签约居民对基层医疗卫生机构和家庭医生签约服务团队的信任程度。作为投入阶段的关键指标，服务设施与设备是影响居民对健康服务满意度的外部直观因素。

二是服务组织与人员。服务组织与人员是人力资本投入的具体体现。家庭医生签约服务依靠家庭医生签约服务团队通力协作，由团队成员共同完成相应服务项目。家庭医生签约服务团队及其成员是签约服务的供给主体，服务组织效率和默契程度直接影响家庭医生签约服务效果，服务组织的卫生环境和收费标准等因素将会影响居民对服务的满意度。服务人员的基本素养、数量规模、执业技能等决定着居民对基层医疗卫生机构和家庭医生签约服务水平的判断，并直接影响居民是否接受进一步的随访服务。作为投入阶段的关键指标，服务组织与人员能够在一定程度上反映家庭医生签约服务效果。

三是服务过程与行为。服务过程与行为最能体现家庭医生签约服务特点和专业性，是促使家庭医生签约服务持续改进的重要依据。服务流程规范性和服务操作标准化是评价服务专业性的基本条件，健康服务可获得性和利用率可以反映居民对家庭医生签约服务的需求及其需求被满足的程度，也可以反映家庭医生签约服务项目设置是否适用、合理、科学。家庭医生执业水平和专业服务能力越高，越能获得签约居民的信赖，从而提高居民对家庭医生签约服务的满意程度。作为关键的过程性指标，服务过程与行为能够直接影响居民对家庭医生签约服务的认可程度，并为调整和改进签约服务内容提供依据。

四是服务结果与绩效。服务结果与绩效是家庭医生签约服务产出的重要体现。通常来讲，档案建档率、健康服务率、规范管理率等可被归入产出范畴，但这仅仅是开展家庭医生签约服务后的表现形式，并不是家庭医生签约服务的根本目的，从这个意义上讲，这些指标更应该被归入过程维度，视为服务过程与行为的评价指标。从本质上讲，只有将服务对象满意度作为服务结果与绩效的标尺，实地考察签约居民满意度和服务获得感，构建包含居民满意度在内的评价指标体系，才能更准确地反映家庭医生签约服务结果与绩效情况。

二 基于服务质量模型的质量评价框架

服务质量模型是由美国市场营销学家 Parasuraman、Zeithaml 和 Berry 依据全面质量管理理论构建的一种服务质量评价体系，其核心观点是服务质量取决于服务对象所感知的服务水平与所期望的服务水平之间的差异程度。服务质量模型从差异的角度来理解服务质量的形成，认为服务感知与服务期望的差值就是服务质量。依据感知期望差距理论，差值为正则服务质量较高，差值为负则服务质量较低，差值为零则表示其评价结论为基本满意，这适用于开展质量相对评价。[①]

服务质量是服务对象基于接受服务后的自我感受而做出的判断，更多的是反映服务对象的个人偏好，并不具有客观的参照标准，结论难免存在主观偏差，但当样本量足够大时，可在一定程度上分散随机误差，统计结果能够基本反映服务对象对家庭医生签约服务的认可程度。基于服务质量模型对家庭医生签约服务过程进行分析，可以将服务质量分为有形性、可靠性、反应性、信任感、人性化五个维度（见图5-3）。从这五个维度对服务质量进行评价，可以更好地反映居民对家庭医生签约服务的期望和感知，也可以更详细地描述期望服务和感知服务之间的差距。[②]

一是有形性。主要体现为家庭医生提供服务过程中能够被居民感知到的实体部分，包括有形的设备、设施、人员配备等，反映了服务对象对家庭医生签约服务的第一印象。在签订服务协议和接受签约服务时，居民注重眼见为实，首先进行预判和权衡，将对家庭医生签约服务团队及其所在机构的感知与自己的原有期望进行比较，分析医疗机构规模、医疗设备配备、服务环境、家庭医生构成等。当这些有形实体配置超出其期望时，居民将对家庭医生签约服务作出积极评价。

---

① 包国宪、刘红芹：《政府购买居家养老服务的绩效评价研究》，《广东社会科学》2012年第2期。
② 李亮、杨雪燕：《服务对象的感知控制、感知质量与满意度的关系分析》，《人口与发展》2009年第3期。

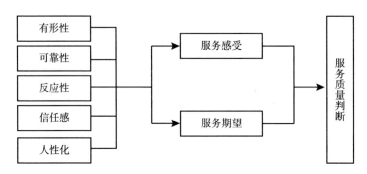

图 5-3　基于服务质量模型的质量评价框架

二是可靠性。主要体现为家庭医生在提供服务过程中的执业水平和服务口碑，表明家庭医生具有科学、正确实施签约服务的能力。家庭医生签约服务特征决定着健康服务关乎生命，可靠性是居民最为关注的方面，这就要求家庭医生在执业过程中不仅有较高的执业水平，还要具有良好的职业操守，基于提供服务的及时性和协议履行情况，赢得签约居民的信任和支持。只要家庭医生诊断准确、疗效可靠，居民不仅会主动接受家庭医生签约服务，还会积极向亲朋好友推荐家庭医生签约服务。

三是反应性。家庭医生是居民的健康守护者，是掌握居民生活方式和健康状况的基层医生。反应性直接反映家庭医生诊断治疗处置能力。在居民需要健康服务时，家庭医生可以及时做出反应，有效提高家庭医生签约服务质量。在家庭医生签约服务质量评价中，反应性是表征家庭医生签约服务质量的重要方面，对于常见病、多发病，家庭医生能够予以有效诊断治疗；对于确需转诊的急危重患者，家庭医生能够及时向上级医院申请转诊。如果接受治疗时的等待时间较长，将会在一定程度上影响居民对家庭医生签约服务质量的感知度。

四是信任感。信任感是指家庭医生签约服务团队向居民提供健康服务的可信赖程度，是家庭医生赢得居民好评的重要基础，热情细致的服务和精心的护理治疗是增强居民信任感的有效方式。在家庭医生签约服务质量评价中，信任感反映了家庭医生的积极热情、医风医德和专业素养，可以帮助家庭医生赢得居民的好感。专业的健康服务能够帮助患者减轻痛苦，用心的健康教育能够有效改变居民不良的生活方式，这就要求家庭医生不仅具有丰富的医学专业知识，更要有高尚的道德情操。

五是人性化。人性化是家庭医生开展社区健康服务的重要特征，人不仅具有生物性，还具有社会性，人文关怀是家庭医生签约服务团队对居民健康需求的社会尊重。在家庭医生签约服务质量评价中，人性化是指家庭医生对居民的关注程度，反映了家庭医生对居民健康服务和心理需求的理解和支持。如果家庭医生能够全面了解居民的基本健康情况，正确认识他们的健康需求，设身处地地为居民提供个性化健康服务，使家庭医生签约服务更有人情味，可以有效提高家庭医生签约服务质量。

三　基于"4E"原则的质量评价框架

美国学者 Handler 提出了公共卫生服务绩效评价的概念性框架，认为服务绩效取决于人群健康状况以及公共卫生是否实现了目标，而目标的实现又受制于公共卫生服务资源投入和配置状况，服务资源投入规模和结构决定着公共卫生服务系统运行状态，通过倒逼公共卫生服务相应政策的制定来影响公共卫生服务效果。[①] 同时，公共卫生服务系统也受到大环境和微环境的影响。从这个意义上讲，公共卫生服务绩效评价理论是家庭医生签约服务质量评价的研究起点，有助于从宏观视角研究制定相关政策措施。

家庭医生签约服务包含社区医疗和公共卫生服务两方面内容。从本质上讲，家庭医生签约服务是准公共服务产品，具有公共服务属性。公共卫生服务效果评价既包括开展服务所投入资源的合理性和资源利用效率，也包括所取得的服务效果和服务可及性。家庭医生签约服务效果评价不仅仅是对结果的测度，更是对过程的衡量，甚至还包括对家庭医生签约服务团队主观努力程度和投入资源的合理性的衡量，统筹考虑服务行为产生的经济效益和社会

---

① Handler A. S.，"A Conceptual Framework to Measure Performance of the Public Health System," *American Journal of Public Health*，2001，91（8）．

效益。可以依据公共服务绩效评价理论，基于"4E"原则构建家庭医生签约服务质量评价框架。[①]

一是经济性。经济学视角关注的是政府为购买健康服务而投入的资源量是否符合节约的要求，关注物力、财力、人力等卫生资源投入情况，旨在以较少的资源耗费来维持既定数量和质量的健康服务。在家庭医生签约服务效果评价中，基于经济性原则，重在考察经费补贴、人员配置、硬件支撑等专项资源投入和家庭医生签约服务目标完成情况，力求以尽量少的政府财政投入实现既定健康目标。

二是效率性。效率性是指以一定的资源投入创造更多的服务产出或更高质量的服务，通常用服务资源投入与产出的比率来表征，反映服务效果与所占用公共资源之间的投入产出关系。就家庭医生签约服务而言，政府购买健康服务的效率主要是指政府投入的人、财、物等卫生资源与家庭医生签约服务团队所取得的健康服务成效之比，其中，实际成效可以通过家庭医生签约服务覆盖面、签约服务率、规范管理服务率等指标来衡量，进而科学评价政府财政投入产生的社会效益。

三是效果性。效果性是指既定政策目标的实现程度，政府所购买的家庭医生签约服务项目在多大程度上产生了预期结果或达到了既定目标，关注的是预期目标与实施程度之间的关系。具体到家庭医生签约服务评价上，效果性主要体现在签约服务协议规定的项目种类、服务能力、签约居民满意度等方面，其中，项目种类是家庭医生的服务内容，服务能力包括设施设备完善程度和家庭医生执业能力，签约居民满意度主要由随访服务率和服务投诉情况来体现。

四是公平性。公平性是指政府和服务机构是否公平地提供公共服务，居民能否平等地从公共产品或公共服务中受益，主要体现在项目设置、服务过程和实施效果三个方面。在家庭医生签约服务质量评价时，主要考察家庭医

---

① 江芹、胡善联：《公共卫生体系绩效评估的概念性框架》，《中国卫生事业管理》2004 年第 5 期。

生签约服务团队为居民提供服务的公平程度，在健康服务过程中是否体现了公平原则，具有相同经济社会特征的居民是否均被列为重点服务对象，服务设计、服务过程和服务接受等环节是否存在差异和歧视。通过对家庭医生签约服务公平性进行评价，保障全体居民能够公平地享受家庭医生签约服务。

综上所述，科学评价家庭医生签约服务质量问题具有复杂性，不仅签约服务数据难保真实可靠，而且健康服务效果亦难准确衡量。尽管基于三维理论、服务质量模型和"4E"原则等提出了家庭医生签约服务质量评价框架，但受政策制度和数据资料限制，尚不足以全面客观地评价家庭医生签约服务质量。这就需要深入考察家庭医生签约服务过程，把握家庭医生签约服务运行特征，以此为基础分析影响家庭医生签约服务质量的主要因素。

第三节　服务质量评价模式

家庭医生签约服务是一项系统性社会工程，其质量受到社会、经济、文化等多因素影响。基于以上三类基本评价框架，通过分析家庭医生签约服务质量评价过程及其运行机理，提出有效衡量家庭医生签约服务质量的评价模式，为探寻影响服务质量的主要因素及发现提升家庭医生签约服务质量的有效路径奠定基础。在开展家庭医生签约服务质量评价时，主要是针对服务结果进行评价，其隐含假设是服务结果能够充分反映服务质量的所有信息。但实际情况并非如此简单，服务质量往往取决于国家相关政策设计、服务团队资质条件，以及服务过程中服务人员的努力程度，这就要求我们不仅对服务之后所取得的成果进行评价，还需要结合家庭医生签约服务事前、事中、事后的具体情况进行综合评判，基本评价模式如图5-4所示。

事前评估是客观评价家庭医生签约服务质量的重要基础。对事前相关事项进行评价，主要包括两个方面：一是考察服务团队资质条件，是否具备开展家庭医生签约服务的能力，能否全面完成签约协议规定的服务项目，能否让居民享受到随访服务、体格检查等既定内容的健康服务。二是考察服务制

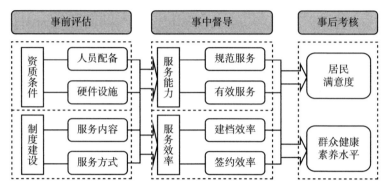

图 5-4　家庭医生签约服务质量评价模式

度建设情况，能否保障家庭医生签约服务有效开展、设计符合群众需求的健康服务内容和服务项目、制定医疗服务标准和公共卫生服务规范、建立有利于开展家庭医生签约服务的激励约束机制。

事中督导是科学评价家庭医生签约服务质量的关键核心。家庭医生签约服务是否按要求保质保量开展，不能仅仅依靠健全服务资料或工作留痕进行监督，能够开展签约服务的必要条件是建立居民健康档案，从这个意义来讲，如果辖区居民没有建立健康档案就意味着没有接受过签约服务。至于居民是否持续接受签约服务，这将直接取决于居民首次健康服务的切身体验，以再次接受服务与否作为判断依据，可以有效反映家庭医生签约服务情况。另外，评价人员采取不定期、暗访方式进行督导，可以减少或杜绝突击性粉饰服务资料的行为，及时发现家庭医生签约服务过程中存在的问题，提出相应的调整和改进建议。

事后考核是正确评价家庭医生签约服务质量的重要依据。健康水平是多种复杂因素综合作用的结果，规范开展家庭医生签约服务，并不必然使慢性病指标降低到正常水平，因此，不应因慢性病指标控制不到位而否定家庭医生签约服务质量。接受签约服务的居民最有发言权，满意度是居民基于自身感受而做出的主观判断，这主要取决于以下三点：一是客观上的服务质量高低，服务质量越高，居民的满意度越高；二是服务内容满足居民实际需求的程度，服务内容与居民需求越契合，满意度越高；三是居民对服务的期望值高低，当居民接受服务后的感知值高于期望值，居民的获得感较强、满意度较高。

分析认为，用于评价家庭医生签约服务质量的指标至少要表征事前、事中、事后三个阶段的服务情况。在事前阶段，所涉及的服务资质和准入条件，一般可由上级业务主管部门（卫生健康委或卫生健康局）来进行核准和控制；服务制度由区（县）级及以上政府卫生健康部门建立和完善，可用于上级政府考核评价下级业务管理部门，但不适宜于直接评价基层医疗卫生机构。在事中阶段，建立健康档案是开展家庭医生签约服务的先决条件，可作为督导考核健康服务执行情况的核心指标；签订服务协议情况能反映居民对家庭医生执业水平、医德医风、服务效果的认可程度，但其数据资料的真实性有待于通过改革督导方式来进行有效甄别。在事后阶段，居民健康水平提升是家庭医生签约服务的根本目标，但这难以定性描述或定量衡量；规范服务和居民满意情况可以通过查阅数据资料和社区随机抽查问询获得。

按照简单明了、方便易得的指标选取原则，可将表征家庭医生签约服务质量的指标主要归结如下：一是健康档案建档率，以建立健康档案人口占辖区总人口的比重表示，用于衡量居民健康相关信息录入基本公共卫生信息系统情况。二是服务协议签约率，以签订服务协议人口占建档总人口的比重表示，用于衡量居民对家庭医生签约服务的认可程度。三是规范服务率，以接受规范服务人口占签订服务协议总人口的比重表示，用于衡量家庭医生签约服务团队规范开展健康服务的情况，但需要根据事中督导结果进行适当调整，去伪存真。四是居民满意度，通过设计调查问卷并开展随机抽样调查获取，用于了解居民接受签约服务后的满意情况，以及居民拒绝接受家庭医生签约服务的主要原因。

为了使评价结果尽量客观反映家庭医生签约服务实际情况，本研究遵循"建立健康档案→签订服务协议→规范开展服务→满足群众需求"的递进规律，将反映资质条件和政策制度等的事前指标纳入参考指标体系，将有效服务率和健康素养水平作为备选指标，将健康档案建档率、服务协议签约率、规范服务率、居民满意度作为必选指标，从而保障家庭医生签约服务质量评价既考察服务开展情况又考核居民服务获得感。针对评价指标专门设计评价量表，通过专家打分法，为各个指标赋值并确定其在家庭医生签约服务质量评价中的权重（见表 5-1）。

表 5-1　家庭医生签约服务质量评价指标体系

维度	指标	释义	权重(%)	指标类型
事前	家庭医生团队服务能力	每个团队的成员数量及构成情况	10	参考
	全科医生服务强度	每名全科医生对应的居民数量	10	参考
	政策制度完善程度	入户随访制度、医疗制度、转诊制度、健康教育制度	10	参考
	设备配置率	现有诊断治疗设备数量占应配备总量的比重	5	参考
事中	健康档案建档率	建立健康档案人口占辖区总人口的比重	10	必选
	服务协议签约率	签订服务协议人口占建档总人口的比重	10	必选
	规范服务率	接受规范服务人口占签订服务协议总人口的比重	10	必选
	有效服务率	年内最近一次随访的生理指标达标人口占签订服务协议总人口的比重	5	备选
事后	居民满意度	居民对家庭医生签约服务的主观评价	15	必选
	健康素养水平	居民对家庭医生签约服务和健康管理知识的了解程度	15	备选

第四节　本章小结

本章通过深入分析家庭医生签约服务工作流程，从建立居民健康档案、筛选重点服务人群、签约开展健康服务、考核评估服务绩效等方面开展研究，全面了解家庭医生签约服务质量评价实践，提出家庭医生签约服务质量评价原则及基本框架。以现有服务质量评价基本框架为基础，改进和调整家庭医生签约服务质量评价模式，建立家庭医生签约服务质量评价指标体系，为科学分析家庭医生签约服务质量的影响因素奠定基础。

从开展服务的基本流程来看，主要包括建立居民健康档案、筛选重点服务人群、签约开展健康服务、考核评估服务绩效等，以保障家庭医生签约服务有序开展。一是建立居民健康档案。建立健康档案时坚持居民自愿原则，由居民自主决定是否建立健康档案。健康资料的收集和整理均通过计算机信息服务系统完成，并以电子信息和纸质档案两种形式存储。从本质上讲，电子健康档案并非单纯服务医疗卫生领域，还可以与各部门人口信息进行有机整合，从而形成人口大数据信息库。二是筛选重点服务人群。尽管家庭医生签约服务是面向辖区内全体居民，但提供的健康服务并非所有居民完全相同，而是根据居民具体情况有所侧重，筛选和界定出重点服务人群。根据服务着力点不同，重点服务人群主要包括 0~6 岁儿童、孕产妇、65 岁及以上老年人、高血压患者、Ⅱ型糖尿病患者、严重精神障碍患者、肺结核患者等，这些人群的共同特点是正处于不健康或亚健康状态。三是签约开展健康服务。家庭医生签约服务首先由家庭医生签约服务团队与服务对象签订书面协议，明确双方权利和义务，家庭医生免费为居民提供基本公共卫生服务，主要包括健康教育与咨询服务、免费落实国家基本公共卫生服务、集中开展健康评估、上门服务、预约服务、转诊服务等。四是考核评估服务绩效。督促和指导家庭医生开展签约服务工作，引导家庭医生为签约居民提供综合、连续、协同的医疗卫生与健康管理服务，有利于建立家庭医生签约服务经费和质量与签约对象满意度相挂钩的工作机制，激励家庭医生做实做细签约服务工作。在考核评估环节，主要由家庭医生自我评价和卫生健康部门评估两部分构成，委托方和执行者共同参与服务评价，有助于全面考察家庭医生签约服务开展情况，有效促进各项政策措施落实到位。

目前，我国家庭医生签约服务的绩效评价的概念框架、模型、内涵及指标体系尚未建立。现有考核评估指标基本涉及家庭医生签约服务的全部内容，主要通过家庭医生签约服务数据资料计算得到，貌似可以作为衡量家庭医生签约服务情况的客观依据，但在实际执行中，相关数据资料并不能准确反映家庭医生签约服务情况，不仅签约服务数据难以保证真实可靠，而且健康服务效果亦难准确衡量。可供参考的家庭医生签约服务质量评价框架主要有三类：一是基于三维理论的服务质量评价框架。通过分析家庭医生签约服务投入、过程、产出三个阶段的服务行为，在投入维度上考虑服务设施与设备、服务组织与人员，在过程维度上考虑服务过程与行为，在产出维度上考虑服务结果与绩效，遵循指标内容全面性与独立性兼容、指标来源主观性与客观性兼顾、指标结果实用性与可操作性兼收原则，选择相应的二级指标和三级指标，对结构性、过程性、结果性指标进行综合评估。二是基于服务质量模型的质量评价框架。基于服务质量模型对家庭医生签约服务过程进行分析，将服务质量分为有形性、可靠性、反应性、信任感、人性化五个维度，从这五个维度对服务质量进行评价，能够更好地反映居民对家庭医生签约服务的期望和感知，更详细地描述期望服务和感知服务之间的差距，基于接受家庭医生签约服务后的自我感受而做出的判断，更多地反映了服务对象的个人偏好。三是基于"4E"原则的质量评价框架。家庭医生签约服务效果评价不仅仅是对结果的测度，更是对过程的衡量，甚至还包括对家庭医生签约服务团队主观努力程度和投入资源的合理性的衡量，统筹考虑服务行为产生的经济效益和社会效益，依据公共服务绩效评价理论，基于经济性、效率性、效果性、公平性，构建家庭医生签约服务质量评价框架，不仅包括开展家庭医生签约服务所投入资源的合理性和资源利用效率，还包括家庭医生签约服务效果与服务可及性。

在开展家庭医生签约服务质量评价时，主要是针对服务结果进行评价，其隐含假设是服务结果能够充分反映服务质量的所有信息。但实际情况并非如此简单，服务质量往往取决于国家相关政策设计、服务团队资质条件，以及服务过程中服务人员的努力程度，这就要求我们不仅对服务之后所取得的成果进行评价，还需要结合签约服务事前、事中、事后的具体情况进行综合评判。家庭医生签约服务质量评价模式包括三个方面：一是事前评估。考察服务团队资质条件，是否具备开展家庭医生签约服务的能力等；考察服务制度建设情况，能否保障家庭医生签约服务有效开展等。二是事中督导。采取不定期、暗访方式进行督导，可以减少或杜绝突击性粉饰服务资料的行为，及时发现家庭医生签约服务过程中存在的问题，提出相应的调整和改进建议。三是事后考核。接受签约服务的居民最有发言权，满意度是居民基于自身感受而做出的主观判断，服务质量越高，服务内容与居民需求越契合，满意度越高，同时不应因慢性病指标控制不到位而否定家庭医生签约服务质量。因此，用于评价家庭医生签约服务质量的指标至少要表征事前、事中、事后三个阶段的服务情况，将反映资质条件和政策制度等的事前指标纳入参考指标体系，将有效服务率和健康素养水平作为备选指标，将健康档案建档率、服务协议签约率、规范服务率、居民满意度作为必选指标，从而保障家庭医生签约服务质量评价既考察服务开展情况又考核居民服务获得感。

第六章 家庭医生签约服务质量影响因素

家庭医生签约服务质量是政策、制度、文化等因素共同作用的结果，在社会经济发展不同阶段，各因素对家庭医生签约服务的影响程度不尽相同。家庭医生签约服务直接关系到居民健康水平和生命质量，具有较为明显的外部性特征，这就要求各因素不仅要从广度上保障家庭医生签约服务全面开展，更要从深度上保障家庭医生签约服务有效开展，两者从不同层面反映了家庭医生签约服务开展情况。本章将从这两个维度上对影响家庭医生签约服务质量的主要因素进行分析。

第一节 全面开展服务的影响因素

全面开展服务是保障家庭医生签约服务质量的先决条件，家庭医生签约服务只有覆盖更广泛的人群，才会真正提高群众健康水平和生命质量，从而产生预期的社会效益和社会影响。健康档案建档率、居民服务签约率、规范服务率（以下简称"三率"）是表征家庭医生签约服务开展情况的主要指标，提高"三率"是提高家庭医生签约服务质量的重要基础，现实中"三率"普遍偏低，健康档案建档率不足四成，居民服务签约率和规范服务率则更低。现以笔者近五年来的实地调研资料为基础，采用案例分析法，对家庭医生签约服务的典型案例进行分析，探寻影响家庭医生签约服务全面开展的主要因素。

一 政策制度是全面开展家庭医生签约服务的重要基础

目前，我国基本实现了家庭医生签约服务全覆盖，但家庭医生签约服务率并不高，现实中普遍存在"签而不约"的现象，从而使得实际服务率进一步降低。该问题具有普遍性和系统性，表明相关政策设计存在不足。当前政策规定居民可以自主决定是否接受家庭医生签约服务，家庭医生签约服务的组织、宣传和实施等工作完全由基层医疗卫生机构负责，家庭医生不仅要开展相应服务，还要积极宣传家庭医生签约服务项目，这显然超出了基层医疗卫生机构的能力范围。现通过具体案例分析政策因素对家庭医生签约服务的影响。

案例一

范某某，男，32 岁，外省农村户口，在附近工厂上班，系乡城迁移临时务工人员，一家四口人（夫妻二人和两个小孩），租住在某小区 6 号楼。辖区社区卫生服务站的家庭医生多次入户试图登记家庭健康信息，但无论如何宣讲家庭医生签约服务政策，范某某都拒不配合，甚至干脆不让家庭医生入户。但一年后，其儿子因出水痘不能上学，学校要求必须由居住地社区卫生服务站家庭医生出具痊愈无传染性的证明，方可复学，家庭医生因查询不到其家庭健康信息而无法开具证明，此时，范某某只能予以配合，提供全家四口人的户口本和身份证，由家庭医生建立健康档案并录入信息。之后，范某某每年都会接受家庭医生签约服务，并且会主动向家庭医生咨询健康相关问题。

事后了解到，外来人口不愿意建立健康档案的原因是，他们对基本公共卫生服务和家庭医生签约服务不了解，也不愿意去了解，认为不需要免费体检，也不需要其他健康服务，出门在外，生怕上当受骗，多一事不如少一事，另外，还担心出示户口本和身份证后个人信息会被泄露。其实，这也是对家庭医生签约服务不了解、不信任的体现，那么如何让居民近距离接触并充分了解家庭医生签约服务呢？在本案例中，当孩子上学必须由基层医疗卫生机构开具证明时，从学校传染病管理制度来说，家庭医生出具的健康证明成为摆在家长面前且绕不过去的关键环节，家长为了获取家庭医生开具的健康证明，必须持相关证件建立家庭健康档案并登记人员健康信息，当与基层医疗卫生机构、家庭医生有所接触，并了解家庭医生签约服务政策后，能够自觉地接受相应的健康服务，进而促进健康档案建档率、居民服务签约率提升。

家庭医生签约服务制度规定，居民有权决定是否与家庭医生签订服务协议，接受家庭医生签约服务与否是居民自主选择行为，而家庭医生却必须无条件接受居民的选择，居民往往有利则用、无利则弃，从而导致家庭医生处于制度性不利地位。在尚未真正了解家庭医生签约服务的情况下，大多数居民不参与甚至不理会家庭医生签约服务，这个现象有一定普遍性。家庭医生签约服务内容大多属于公共卫生范畴，这决定了家庭医生签约服务具有一定正外部性，从公共卫生角度，居民是否应该具有完全的自主选择权呢？有必要从选择权视角对家庭医生签约服务规范和政策设计理念进行分析，把握居民的健康动机、利益诉求和行为特征，探究家庭医生签约服务率偏低的根本原因及其症结所在，以此来有力推进家庭医生签约服务全面开展，有效提高居民健康水平和生命质量。

家庭医生签约服务率偏低固然与项目宣传不到位有关，但更关键的是，政府相关政策的协同配合程度不高，尚未充分发挥政策的有效引导作用，没能让居民切身感受到家庭医生签约服务对保障个人健康和家庭幸福的重要价值。居民缺乏对基层医疗卫生机构的全面认识，再加上，社区首诊制、分级诊疗制、双向转诊制未能有效跟进，此时如果完全由居民自主决定是否签约，基层医疗卫生机构将很难吸引慢性病患者、老年人等重点群体的全面参与，更遑论为社区全人群提供基本医疗和公共卫生服务。因此，为了吸引居民近距离感受家庭医生签约服务，促使居民全面准确地认识家庭医生签约服务的重要作用，有必要重新审视相关政策设计时所坚持的理念，辩证分析居民参与家庭医生签约服务的自主选择权问题。

行使自主选择权是有条件的，需要居民具备相应的认知能力和专业知识，最起码地，能够正确理解拟选择事项。就家庭医生签约服务而言，居民对家庭医生签约服务缺乏必要的了解，所能获得的信息仅限于基层医疗卫生机构的宣传标语和横幅，有些居民对家庭医生签约服务存在一定的认识误区。比如，对于免费建立健康档案服务，需要专用读卡器识别居民身份证来生成健康档案编号，居民会顾虑是否有泄露个人信息的可能；对于免费健康体检服务，居民担心"没病找病"，在没有症状的情况下被检出问题，另外高血压或糖尿病患者也不愿去体检，担心保险公司知晓后不再予以重大疾患保险赔付。在实践中，居民认为家庭医生签约服务不会马上给自己带来好处，甚至有的误认为这是基层医疗卫生机构为增加收入而制造的"噱头"。

政府强制是增加居民家庭医生签约服务体验机会的重要措施。部分居民认为基层医疗卫生机构仅能诊治感冒等常见病，没有能力治疗慢性病及其并发症等疑难杂症，这些居民的就医理念是"有病时，去大医院，挂专家号，住院治疗，还能医保报销"，其实，从根本上解决慢性病问题的关键恰恰是家庭医生签约服务中的一级预防。这就需要在政策设计上充分体现强制性，通过制定相应政策来增加前置条件，规定必须经由基层医疗卫生机构开具相应的医疗证明或基本公共卫生手续。政策目标并非要求居民必须接受具体的医疗服务，而只是以此来增加居民与基层医疗卫生机构的接触机会，使居民了解和认识家庭医生签约服务内容和服务方式，使其切身体验到基层医疗卫生机构服务带来的便利。

政府强制与居民自主选择是辩证统一的。家庭医生签约服务的有效开展离不开政府强制的导向作用，科学合理的制度安排是家庭医生签约服务有效开展的基础保障，但是政府强制具有较强指令性，除非发生重大公共卫生事件，不宜完全交由政府予以执行。[1] 在一般情况下，如果政府完全替代居民进行决策，将难以满足居民多样化需求，居民的服务获得感将会大打折扣，家庭医生签约服务的实际服务效果亦将明显低于政策预期。因此，有必要将政府强制与居民自主选择有机结合，实行居民有限的选择权，明确政府强制与居民自主选择之间的边界，"政府搭台、机构唱戏"，从入学、参军、就

---

① 詹振运、张朝霞：《论传染病防治中人身自由即时强制制度之优化》，《行政与法》2019 年第 11 期。

业、医疗、医疗保险、防疫等多个方面将建立健康档案作为前置条件，为家庭医生签约服务提供制度环境，但政策并不干涉居民及其家庭的微观决策，居民可自主决定是否接受后续的家庭医生签约服务项目。

二 服务能力是开展家庭医生签约服务的根本保障

服务能力对家庭医生签约服务而言具有决定性影响，是全面开展家庭医生签约服务的根本保障。政策可以引导居民建立健康档案，为开展家庭医生签约服务起到一定保障作用。但政策将居民"领进门"后，需要充分发挥基层医疗卫生机构的主体作用，服务能力将成为居民是否接受家庭医生签约服务的关键因素，这就要求不仅基层医疗卫生机构和家庭医生真正具备开展相应服务的资质条件和能力，而且要让居民了解并相信家庭医生具备这方面的专业素质。现通过具体案例分析服务能力对家庭医生签约服务的影响。

案例二

陈某某，女，69 岁，企业退休职工，居住在某小区 8 号楼，自有住房，丈夫三年前去世，育有一儿一女，不同住，但均在本市居住。该老人患有高血压病，10 年时间，无并发症，自两年前建立健康档案以来，从不与家庭医生签订服务协议，不参加社区免费健康教育活动，但经常起早排队参加街边临时门店的"保健品"宣传讲座。宣传讲座采取的方式是，首先专门给老年人发送宣传单，再施以免费赠送鸡蛋、挂面等小礼品诱惑，组织老年人参加唱歌、跳舞等娱乐活动，吸引人们参加"国医大师"保健知识讲座，宣传某种保健品或保健器械具有特殊功效。三年来，她购买了电疗按摩椅、保健床、名贵保健品等十多种产品，为此，平时勤俭节约的她花费了近 5 万元。

这些营销活动固然带有一定欺骗性，首先以免费领取礼品吸引老年人，让居民"进店"体验，然后假借"国医大师"之名，开展所谓的健康知识讲座，获得居民的信任和好感，最终目的是诱导老年人购买产品，动辄花费几千元甚至数万元购买"保健品"。但这从一个侧面反映了商家抓住了老年人的健康需求，老年人不想给儿女和家庭添麻烦，渴望获得健康科学知识和健康专家指导，从而盲目相信商家包装了的"国医大师"及其所宣讲的健康知识和商品功效。同时，这也反映了居民对基层医疗卫生机构的不信任，基层医疗卫生机构中是普通的医护人员，学历和职称不高，远不如保健品商家标榜的"国医大师""大专家"那般名气具有冲击力。由此可见，家庭医生必须真正具备服务能力，更关键的是，让居民认同家庭医生具有服务能力。

打铁还需自身硬。为了能够全面占领健康服务和健康宣传阵地，迫切需要加强家庭医生自身能力建设，强化人才培训意识，提升家庭医生服务水平，发挥优秀人才在开展家庭医生签约服务中的核心作用。但是，当前基层医疗卫生机构中全科医生严重短缺，如果按照每名全科医生服务2000人计算，全国共需全科医生70.6万名，而2020年仅有全科医生40.6万名，其中，18.2万名为经全科医师培训考核合格人员。有必要大幅提高全科医生工作待遇，增强全科医生从业积极性，鼓励优秀青年学生报考全科医学专业，定向委培全科医学和预防医学专业本科生，由卫生健康部门直接聘用并纳入事业单位编制，指派其到基层医疗卫生机构开展家庭医生签约服务，并妥善解决相关职称评聘和社会保障问题。对于职业道德高尚、业务水平较高的在职全科医生，经考核后可以纳入事业单位编制，享受相应的工作待遇，以此吸引高素质医学人才从事全科医生工作，壮大家庭医生签约服务队伍，保障服务人才"招得进、留得住"。

酒香也怕巷子深。近年来，国家开展了一些家庭医生签约服务公益宣传活动，但声势和影响力还比较小，尚未达到家喻户晓、尽人皆知的程度，仅仅是基层医疗卫生机构内部的医护人员了解这些宣传内容。从宣传内容上看，泛泛地介绍了家庭医生签约服务政策，回答了家庭医生是谁、家庭医生是干什么的、签约后可享受哪些服务、签约服务如何收费、如何拥有自己的家庭医生等基本问题，但没有提及家庭医生签约服务到什么程度以及基层医疗卫生机构服务能力能否与之相匹配等问题，而这些问题恰恰是居民最为关心的。目前，居民对基层医疗卫生机构普遍存在刻板印象，认为基层医疗卫生机构医护人员文化程度不高，医学专业知识不丰富，只会治疗感冒等"小病"。长期以来，居民对基层医疗卫生机构的服务能力不信任，而国家权威部门也没有对基层医疗卫生机构服务能力进行有效宣传。

服务能力高低是相对而言的。就家庭医生签约服务内容而言，如果家庭医生能够按照服务标准保质保量提供健康服务，就表明基层医疗卫生机构和家庭医生具备相应的服务能力。但是，当设置的服务项目太多而超出家庭医生承受的最大极限时，家庭医生服务能力将会相对不足，呈现出比较低效状态。当前，一些地区将相关工作一股脑地置入家庭医生签约服务内容，"上面千条线、下面一根针"，纵使家庭医生拥有"三头六臂"，最起码地，从时间上就不可能完成所有服务内容，更遑论服务效果和服务质量，只能是草率应付。由此可见，家庭医生服务能力不仅取决于其专业素养，也取决于服务内容，在设置服务项目时应首先测算完成服务所需时间，配置与之相适应的服务能力，并在国家层面宣传家庭医生签约服务政策，尤其是基层医疗卫生机构和家庭医生的服务能力，从而有效提升家庭医生签约服务效果，满足居民健康需求。

三 服务效果是全面开展家庭医生签约服务的关键核心

家庭医生签约服务的终极目标是提升签约服务效果，增强群众健康素养，提高群众健康水平。这就需要以群众健康需求为导向，加大健康知识宣传力度，改变其不良生活方式。通过家庭医生随访服务，发现并解决群众生活中遇到的健康问题，提高家庭医生规范服务率，将服务效果作为开展家庭医生签约服务的衡量标准，依靠服务效果赢得居民信赖，增强群众对家庭医生签约服务的依从性，进而保障家庭医生签约服务持续有效的开展。现通过具体案例分析服务效果对家庭医生签约服务的影响。

案例三

丁某某，男，76岁，政府机关退休干部，居住在某小区13号楼，自有住房，其与妻子均退休将近 20 年，育有一女，不同住，但在本市居住。夫妻二人身体健康，均无高血压、糖尿病等慢性病病史，两年前，在社区卫生服务站建立健康档案，也比较了解家庭医生签约服务政策，认为只有年度体检还有一些用处，其他签约服务项目均不适合。退休单位每年都会组织免费体检，为此，夫妻二人不愿意与家庭医生签订服务协议。后因陪同邻居到服务站签订服务协议并参加免费体检，夫妻二人均签订协议并预约体检项目，体检结果显示夫妻二人的血肌酐均异常，高出正常值 20 多微摩尔每升。经家庭医生耐心细致了解夫妻二人饮食习惯和生活方式，发现其偏听偏信某电视台健康节目专家所言"宁可一年不吃肉，也不可一日不吃豆"，半年以来，每天坚持吃三顿豆饭，几乎以豆类为主食，故怀疑可能是吃豆太多而影响肾功能，建议他们暂停吃豆半年，而后复查，二人血肌酐指标正常。之后，他们每年接受家庭医生签约服务，而且还强烈推荐亲戚朋友们接受家庭医生签约服务。

该案例表明，家庭医生应将体检服务项目做实做细，不只是简单地将体检结果给居民，而是对体检指标进行认真解读，科学分析体检指标异常的原因，结合居民生活方式和饮食习惯提出解决方案，有针对性地提出健康指导意见，从而有利于居民健康水平提高。在实践中，坚持以群众健康为中心，适当拓展规范服务率指标的内涵。规范服务率原指对高血压、糖尿病等慢性病进行预防性干预，通过改变生活方式和饮食习惯，降低居民慢性病并发症发病率，在年度体检服务中，可以将发现异常、查找原因、解决问题等纳入服务范畴。这就需要家庭医生有强烈的责任感，基于对医疗卫生服务事业的赤诚热爱、对居民健康认真负责的医德修养，切实保障家庭医生签约服务效果达到预期，进而吸引居民积极参与家庭医生签约服务。

机关事业单位退休人员一般会享受退休单位给予的体检福利，这些体检由三甲医院或者大型体检中心负责，集体采购、财政买单，而家庭医生签约服务年度体检由基层医疗卫生机构或其定点体检中心负责，政府采购、财政买单，从国家基本公共卫生服务项目经费中列支。由此，存在两个关键问题：一是居民普遍认为三甲医院或大型体检中心的体检结果更准确可靠，因此，优先选择参与退休单位组织的健康体检，但体检结果呈现形式是书面体检报告，其专业术语不易理解，而且健康指导意见是泛泛而论，指导价值不高；二是部分居民还同时参与家庭医生签约服务中的健康体检，相当于每年参加两次免费体检，均是由财政买单，每年一次体检是合理的，重复体检将造成医疗资源和财政资金的浪费，从而增加了财政负担，有必要取消政府财政资金支付的工作单位健康体检，将之全部纳入家庭医生签约服务之中。

健康教育是家庭医生签约服务的重要组成部分，其服务效果决定和影响着居民健康素养和生活方式。目前，中央电视台等权威媒体已经开办了健康专栏，但讲座内容过于绝对化，没有体现出因人因时因地制宜原则，从而导致居民在健康知识理解和应用上出现偏差。这就需要发挥国家卫生健康部门的作用，认真审核宣传内容，保证宣传内容的科学性，经得起推敲，经得起实践检验，防止绝对化；保证宣传内容的一致性，前后逻辑缜密，能够相互验证，防止教条化；保证宣传内容的可行性，贴近群众生活，防止空洞化。同时，卫生健康部门还需从国家层面上统一思想，宣传科学健康理念，涉及怎样才是科学生活方式、怎样才算理性就医选择、体检指标全部正常是否代表身体真的没问题、头疼症状是否必须做 CT 检查等问题，诸如此类，不一而足，应由权威部门给出原则性指导。在宣传内容和宣传方式相同的情况下，居民往往更倾向于信任专家，可充分发挥当地有名望的专家的作用，开展义诊咨询和健康讲座，开通专家咨询热线，及时回答群众关心的健康问题。

另外，居民获得健康信息的渠道越来越多，伪健康信息在网络上随处可见。居民往往认为互联网是高科技，其宣传的健康知识自然是科学可靠的，反而对基层医疗卫生机构的健康知识宣传和家庭医生的健康指导持怀疑态度。这不仅导致家庭医生签约服务不被认可，也会给居民健康带来严重危害。需要发挥宣传部门和卫生健康部门的作用，重新核查报纸、电台、电视台等传统媒体上的健康栏目、健康热线、健康节目及门户网站健康频道上的健康内容，对未达到卫生健康规范标准的，坚决关停或取缔，净化健康宣传教育市场。明确国家、省、市公办媒体的公益宣传义务，每期在显要位置或黄金时间宣传健康保健知识、家庭医生签约服务相关政策；门户网站的健康频道以飘窗的形式开展公益性家庭医生签约服务宣传，通过发挥权威媒体的作用，提高居民的政策知晓率和服务参与率，推动家庭医生签约服务全面开展。

第二节　有效开展服务的影响因素

有效开展服务是提升家庭医生签约服务质量的必由之路，只有重视家庭医生签约服务过程及其各个环节，让居民真正感受到健康服务带来的好处，才能切实提高群众健康水平和生命质量。居民满意度和健康水平是衡量家庭医生签约服务有效性的主要指标，提高居民满意度是满足居民健康需求的直接体现，提升健康水平是开展家庭医生签约服务的根本目标。由于追踪调查时间较短，健康水平相关数据资料尚不足以支撑和反映家庭医生签约服务效果，本研究将居民满意度作为衡量指标，对家庭医生签约服务有效开展情况及其影响因素进行分析。

一　调研基本情况

本次调研采取随机选取与整体抽样相结合的方法，以河北省沧州市河西北街社区卫生服务站为调研对象。该机构位于沧州市运河区中心城区，服务片区包括河北省第六监狱职工宿舍、交通警察宿舍、金茂府小区（城中村改造回迁）等，实际居住人口5657人，其中，户籍人口5078人，外来流动人口579人，建立居民健康档案数量2806份，居民建档率49.60%，家庭医生签约人数1135人，签约服务率20.06%，基本能反映河北省家庭医生签约服务总体情况，具有较强的代表性。调研对象是服务片区内2020年度签订家庭医生服务协议的所有居民，从基本公共卫生服务信息系统中抽取相关数据，包括年龄、性别、受教育程度、户口性质、医疗保险类型等个人基本情况、既往病史、家族病史、现存健康问题、住院治疗、主要用药等健康状况，随访服务、危险因素控制、健康指导等接受服务情况。同时，设计问卷对调研对象进行补充性访谈，包括服务满意程度、满意理由、不满意原因、就医倾向等健康需求信息，18 岁以下调研对象由户主代为回答，调研样本1135 个。样本基本情况如表 6-1 所示。

表 6-1　调查样本基本特征

单位：个，%

项目	样本量	占比	项目	样本量	占比
性别			受教育程度		
男	522	45.99	未上学	71	6.26
女	613	54.01	小学	286	25.20
年龄分布			初中	524	46.17
0~6 岁	223	19.65	高中/中专	197	17.36
7~17 岁	12	1.06	大专及以上	57	5.02
18~34 岁	11	0.97	常住类型		
35~64 岁	484	42.64	户籍	1067	94.01
65 岁及以上	405	35.68	非户籍	68	5.99
医保类型			健康状况		
城镇职工医保	438	38.59	高血压	499	43.96
城镇居民医保	632	55.68	糖尿病	217	19.12
新农合医保	65	5.73	肺结核	1	0.09
自费	0	0	重性精神疾病	6	0.53

从调研样本的年龄构成来看，调查对象以中老年人为主，占样本总量的78.32%，该年龄段人口享受的家庭医生签约服务项目较多，参与积极性较高；0~6 岁低年龄组人口占比达到了 19.65%，这与接受婴幼儿保健和疫苗接种服务有着直接关系；7~34 岁年龄段人口签约率最低，仅占 2.03%，该年龄段人口正处于健康状况最佳时期，因工作、学习而很少有时间接受健康服务。从性别结构来看，男性和女性人口占比分别为 45.99% 和 54.01%，女性略高于男性，与老年人口性别比例基本相当。从户籍性质来看，本地户籍人口占调研样本总量的比例达到 94.01%，而外来流动人口的占比仅为

5.99%，户籍人口的签约率比流动人口的签约率高出将近 10 个百分点。本研究的目的是分析已接受家庭医生签约服务居民的满意度，抽样样本分布与人口基本特征相符，可以满足本研究设计需要。

从社会经济特征来看，从受教育程度和医保类型两个维度进行调查，受教育程度中位数为"初中"，平均受教育年限为 8.55 年，这与调查样本中的老年人口占比较高有着直接关系，属于正常现象。需要说明的是，在调研访谈时，未成年人的满意度由其监护人代为回答，监护人对家庭医生签约服务的认知决定了问卷满意度评价结果，因此，将未成年人的受教育程度设置为其家长的受教育程度。从医保类型来看，城镇居民医保占比最高，达到了55.68%，城镇职工医保占比为38.59%，这可能与用人单位将健康体检作为工作福利有关，从其他渠道接受体检的居民更倾向于不参加家庭医生签约服务，参加新农合医保的居民仅占5.73%，进一步验证了我国已经实现基本医疗保险全覆盖。无论是受教育程度还是医保类型，样本基本反映了全市乃至全省家庭医生签约服务平均水平，用以分析居民对家庭医生签约服务的满意度是可行的。

从当前健康状况来看，样本中的高血压患者占比为 43.96%，糖尿病患者占比为 19.12%，由于高血压、糖尿病人群基本为 35 岁及以上，尤其是老年人占比较高，如果从调查样本基数中扣除 35 岁以下人口，高血压、糖尿病患者占比将分别达到了56.13%和24.41%，这也说明慢性病患者更倾向于接受家庭医生签约服务，与家庭医生开展服务过程中的感性认知较为符合。按照家庭医生签约服务制度，对于返回社区康复的肺结核等传染病和重性精神疾病患者，坚持应管尽管原则，在知情同意情况下做好家庭医生签约服务工作，在调查样本中，仅有 1 名肺结核患者，占比较小；重性精神疾病患者 6 人，占比为 0.53%，占比极小，其满意度由监护人代为回答。

关于家庭医生签约服务满意度的测量，本研究主要设计了健康教育、体格检查、随访服务、中医体质辨识、心理咨询疏导、预防干预、健康指导 7个题项，量表采用李克特 5 级测量，分为"很满意""基本满意""一般"

"不太满意""很不满意"。量表的 Cronbach's α 系数为 0.8047，信度较高。同时，该量表为单一维度，各题项的 KMO 检验统计量大于 0.63，具有良好的结构效度，可以用于因子分析。同时，本研究还对居民身体发生不适时的就医倾向进行了调查，了解其在医疗保险报销不同政策下的门诊和住院意愿，以及优先考虑的是基层医疗卫生机构还是专科医院或综合医院，这不仅有利于更全面地了解居民满意度，还有助于进一步分析各因素对家庭医生签约服务质量的影响。

二 家庭医生签约服务满意度

居民满意度是评价家庭医生签约服务质量的重要指标。满意度主要表明个人对服务的主观评价，是服务对象基于接受服务后的自我感受而做出的判断，更多地反映了服务对象的个人偏好，并没有一个客观的参照标准，结论难免存在主观性偏差，但当样本量足够大时，可在一定程度上分散随机误差，使结果能够基本反映居民对家庭医生签约服务的认可程度。从本质上讲，尽管规范服务率可以在一定程度上反映家庭医生规范开展健康服务的情况，但家庭医生签约服务团队往往为了应付考核评估而人为地补充数据资料，从而导致数据资料的真实性受到质疑。本次调研对此予以充分考虑，尽量避开人为因素干扰，选择居民满意度指标来表征家庭医生签约服务质量。

调研结果表明，居民对家庭医生签约服务的满意度较高，回答"很满意"和"基本满意"的占比总和达到了 75% 以上，回答"不太满意"和"很不满意"的占比总和不足 5%，回答"一般"的占比为 20% 左右。在访谈过程中，调研对象更多地表现出同理心，即便没有得到预期服务效果，也对家庭医生签约服务表示理解与支持，受满意度调查中"客气倾向"的影响，调查对象对服务评价存在过高现象，[①]"一般"倾向于调查对象的一种委婉表达，其真实意思更接近于"不太满意"或"很不满意"，因此"不太

---

① 李亮、杨雪燕：《服务对象的感知控制、感知质量与满意度的关系分析》，《人口与发展》2009 年第 3 期。

满意"和"很不满意"的占比，应从3%左右增至23%左右，也就是说，除了77%左右的直接表示满意以外，23%左右的实际上认为家庭医生签约服务还有进一步改进空间。另外，七成以上的居民对签约服务比较满意，是持续参与家庭医生签约服务的主体，进而保障了家庭医生签约服务率稳中有升。

从项目角度进行考察，满意度最高的是"体格检查"，满意率达到了82.29%，其后依次是"健康指导""随访服务""中医体质辨识""预防干预""心理咨询疏导"，分别为79.12%、77.18%、76.13%、76.04%、75.15%，"健康教育"的满意率仅为74.80%，满意度最高值比最低值高出了近8个百分点，但基本上达到或超过75%，综合来看，居民对家庭医生签约服务的满意度较高，达到了良好水平。在服务实践中，大多数调研对象享受并参与了"体格检查""健康指导""随访服务"等服务项目，而居民参加"健康教育"的积极性不高，与之相对应的选项满意度偏低。这也表明，服务活动增进了居民与家庭医生之间的互动交流，促进了居民对家庭医生的服务态度和服务能力的了解，从而使得服务对象对已接受或熟知的服务项目有着更高的满意度。

表6-2　服务满意度调查情况分布

单位：%

服务项目	很满意	基本满意	一般	不太满意	很不满意
健康教育	29.25	45.55	22.91	1.23	1.06
体格检查	37.80	44.49	15.95	0.62	1.15
随访服务	30.31	46.87	20.35	1.67	0.79
中医体质辨识	26.61	49.52	21.15	1.94	0.79
心理咨询疏导	29.78	45.37	21.67	1.94	1.23
预防干预	30.84	45.20	20.62	2.73	0.62
健康指导	31.19	47.93	18.77	1.23	0.88

为了便于对满意度进行定量分析，本研究给每个题项按照"很不满意""不太满意""一般""基本满意""很满意"的顺序赋值0~4分，加

权计算每个服务项目下的满意度得分，然后将七个服务项目满意度得分进行累加，计算得到家庭医生签约服务总体满意度分值（满分为28分），分值越高，说明居民对家庭医生签约服务的综合评价越高。结果表明，每一题项得分均值为2.99~3.17分，总体满意度得分为21.32分，相当于百分制得分的76分，略高于"基本满意"水平（见表6-3）。有必要说明的是，由于该社区卫生服务站对家庭医生签约服务工作进行了一些改进，注重在提质增效方面下功夫，其居民满意度可能会略高于全国平均水平，但这并不影响本研究对家庭医生签约服务满意度及其影响因素分析的逻辑合理性和结论正确性。

表6-3　家庭医生签约服务总体满意度分值情况

服务项目	均值	标准差
健康教育	3.01	0.18
体格检查	3.17	0.22
随访服务	3.04	0.18
中医体质辨识	2.99	0.24
心理咨询疏导	3.01	0.12
预防干预	3.03	0.17
健康指导	3.07	0.17
总体	21.32	1.28

注：样本量 $n = 1135$。

三　满意度影响因素分析

家庭医生签约服务满意度受社会、经济、文化等多因素共同影响。满意度是居民健康服务获得与服务期望之间差距的主观表达，主要反映了家庭医生签约服务对居民健康需求的满足程度。通过对家庭医生签约服务满意度进行调查，分析不同社会经济特征人口的签约服务满意度及其影响因素，探寻制约家庭医生签约服务质量提升的主要症结，为完善家庭医生签约服务相关政策奠定基础。本研究试图通过基于基本公共卫生服务资料、开放性问卷和访谈调查的方式，获取健康服务数据信息和居民对家庭医生签约服务的主观评价，而这些评价是服务对象基于个人偏好、期望和实际接受健康服务的经历做出的。考察健康状况、受教育程度、医保类型、就医倾向等因素对家庭医生签约服务满意度的影响，采用 CMH χ^2 检验进行单因素分析，分析分类变量总体构成差异，并进一步采用多元 logistic 回归法进行多因素分析。

（一）单因素分析

1. 不同健康状况人口的家庭医生签约服务满意度具有显著差异

从人口学特征进行分析，不同年龄、性别、户籍状况人口的满意度无统计学差异（$P<0.05$），如果将之按照健康状况划分为三个群体进行考察，不同群体的满意度具有显著差异。将"很满意"和"基本满意"作为衡量满意度的指标，高血压、糖尿病等慢性病患者的满意度较高，其中高血压患者最高，糖尿病患者次之，分别达到了 84.97% 和 82.49%，均保持在 80% 以上。与之相比，基本健康人群的满意度仅为 73.47%，低于平均水平，而不满意度为 2.90%，略高于平均水平，尽管满意度稍低，但不满意并没有上升太多；肺结核患者和重性精神疾病患者样本量较小，两者的满意度达到了 100%。基本健康人群的满意度略低，可能与其享有的健康服务项目偏少有关（见表 6-4）。家庭医生签约服务制度规定，高血压、糖尿病等慢性病患者享有每年 4 次家庭医生随访服务，而且其年度体检项目中的检查项目要多于其他人群；肺结核患者享有家庭医生随访服务，以便督促其按医嘱连续服药；重性精神疾病患者除了可以享受体检和随访服务外，经家庭医生出具证明，Ⅱ级患者的监护人还可以从综合治理部门领取一定额度的监护费。需要说明的是，按照制度规定，除高血压、糖尿病患者外，其他居民均不享受家庭医生随访服务，癌症、尿毒症、白血病等重症患者不属于重点服务人群，其享受的服务项目与基本健康人群相同，因此，统计时将之纳入基本健康人群，这并不会影响统计结论的正确性。

表 6-4　不同健康状况人口的家庭医生签约服务满意度情况

健康状况	样本量（人）	占比（%）					x^2 值	P 值
		很满意	基本满意	一般	不太满意	很不满意		
高血压	499	36.47	48.50	13.43	1.00	0.60	319.508	0.000
糖尿病	217	35.48	47.01	15.21	1.38	0.92		
肺结核	1	100.00	0.00	0.00	0.00	0.00		
重性精神疾病	6	100.00	0.00	0.00	0.00	0.00		
基本健康	622	25.56	47.91	23.63	1.77	1.13		

注：样本中有 87 个同时患有高血压、糖尿病，将之纳入高血压、糖尿病人群分别进行统计。

2. 不同受教育程度人口的家庭医生签约服务满意度具有较大差异

受教育程度为大专及以上、高中/中专、小学的人口对家庭医生签约服务的满意度较高，分别为 85.96%、84.76%、80.77%，均达到了 80% 以上，远高于样本平均水平；受教育程度为初中和未上学的人口的满意度分别为72.13% 和 71.82%，最高值与最低值之间相差了 14 个百分点左右（见表 6-5）。尽管不同受教育程度人口对家庭医生签约服务满意度并未因受教育程度不同而出现明显趋势性变化，但总体来说，受教育程度越高，居民的满意度越高，这说明，在家庭医生签约服务过程中，受教育程度较高者更容易理解和接受家庭医生的健康服务理念，从而健康服务获得感增强。从统计分析结果看，不同受教育程度人口对家庭医生签约服务满意度表现出明显

表 6-5　不同受教育程度人口的家庭医生签约服务满意度

受教育程度	样本量（人）	占比（%）					x^2 值	P 值
		很满意	基本满意	一般	不太满意	很不满意		
未上学	71	21.13	50.69	22.54	2.82	2.82	19.327	0.128
小学	286	38.11	42.66	17.13	1.40	0.70		
初中	524	25.76	46.37	25.01	1.91	0.95		
高中/中专	197	35.02	49.74	13.71	1.02	0.51		
大专及以上	57	36.84	49.12	10.54	1.75	1.75		

差异，但就统计指标而言，在95%的置信水平下，不同受教育程度人口的家庭医生签约服务满意度差异并不具有统计学意义。

3. 不同医疗保险类型人口的家庭医生签约服务满意度具有明显差异

调研样本涉及城镇职工医保、城镇居民医保和新农合医保三种不同类型的医疗保险。城镇职工医保是指以机关事业单位和企业职工身份缴纳并享受的医疗保险，城镇居民医保对象是无业或从事自由职业没有纳入职工医疗保险的城镇非农业户籍人口，新农合医保是农业户籍人口缴纳并享有的医疗保险，不同类型医保下的医疗保险报销政策和应享受的医疗保险待遇的差别较大。从调研数据来看，不同医疗保险类型人口的家庭医生签约服务满意度具有较大差异，城镇职工医保人口的家庭医生签约服务满意度最低，仅有71.01%，而新农合医保和城镇居民医保人口的家庭医生签约服务满意度均达到了80%以上，尤其是新农合医保人口的家庭医生签约服务满意度达到了84.61%，比城镇职工医保人口的家庭医生签约服务满意度高出13.6个百分点（见表6-6）。新农合医保人口均为乡城迁移人口，与农村所开展的家庭医生签约服务相比，在城市享受到的家庭医生签约服务项目更为全面、内容更为丰富，所获得的健康服务超出既有预期，从而使其对家庭医生签约服务较为满意。

表6-6 不同医疗保险类型人口的家庭医生签约服务满意度

医保类型	样本量（人）	占比（%）					χ^2值	P值
		很满意	基本满意	一般	不太满意	很不满意		
城镇职工医保	438	24.43	46.58	25.34	2.28	1.37	67.305	0.002
城镇居民医保	632	34.65	46.04	17.41	1.27	0.63		
新农合医保	65	36.92	47.69	12.31	1.54	1.54		

4. 不同就医倾向人口的家庭医生签约服务满意度具有显著差异

就医倾向主要是指居民患病或感到身体不适时，优先选择到什么类别的医疗卫生机构就诊，以及在同等病情条件下，会选择是住院还是门诊治疗，为便于保持较高区分度，本研究以就诊时的医疗卫生机构选择来对就医倾向进行分类。调查样本中，首选三级医院、二级医院、一级医院和社区卫生机构就诊的占比分别为36.39%、6.08%、6.87%和50.66%，从医疗资源配置和管理体系来看，三级医院和二级医院具有明显的医院特征，而一级医院的服务特点更接近于基层医疗卫生机构，从这个意义上讲，可以将三级、二级医院视为医院，而将一级和社区卫生机构视为基层医疗卫生机构，尽管首选基层医疗卫生机构就诊的占比（57.53%）在一半以上，但首选医院就诊的比例仍高居40%以上，这也表明社区首诊制还有待于进一步完善和落实。统计结果表明，不同就医倾向人口的家庭医生签约服务满意度存在显著差异，倾向于选择基层医疗卫生机构就诊人口的家庭医生签约服务满意度较高，达到了80%以上，其中，首选社区卫生机构和一级医院的家庭医生签约服务满意度分别为85.74%和80.77%，而首选三级医院和二级医院的服务满意度偏低，分别为65.62%和71.02%，家庭医生签约服务满意度最高值和最低值相差了20多个百分点（见表6-7）。首选基层医疗卫生机构就诊的居民更信任家庭医生的服务能力，并能够自觉接受家庭医生全科诊疗服务，而首选三级医院就诊的居民往往倾向于寻求病理检查和专家意见，对家庭医生签约服务的信任感和依赖性不强。

表6-7　不同就医倾向人口的家庭医生签约服务满意度

医疗机构	样本量	占比（%）					x^2 值	P 值
		很满意	基本满意	一般	不太满意	很不满意		
三级医院	413	23.49	42.13	30.75	2.42	1.21	48.527	0.008
二级医院	69	24.64	46.38	26.08	1.45	1.45		
一级医院	78	35.90	44.87	16.67	1.28	1.28		
社区卫生机构	575	36.17	49.57	12.34	1.22	0.70		

（二）多因素分析

如前所述，在单因素分析中，健康状况、医疗保险类型、就医倾向等因

素对家庭医生签约服务满意度有着重大影响，并在 95% 置信水平下具有统计
显著性，现将这些因素纳入回归模型，采用多因素 logistic 回归分析法，以
"很满意"和"基本满意"综合值作为因变量，以健康状况、医疗保险类型、
就医倾向等因素为自变量，对多因素下的家庭医生签约服务满意度进行分析。
结果显示，在 95% 置信水平下，健康状况、医疗保险类型、就医倾向对满意
度的影响均具有显著性，回归系数均大于 0，而且 OR 统计值均大于 1，这表
明，相较参照组而言，比较组人口对家庭医生签约服务满意度的影响更大，
其对家庭医生签约服务有着更高的满意度（见表 6-8）。

表 6-8　影响家庭医生签约服务满意度的多因素 logistic 回归分析

影响因素	参照组	比较组	回归系数	标准误	P 值	OR 值
健康状况	基本健康	高血压	0.823	0.082	0.000	2.191
		糖尿病	0.794	0.075	0.000	1.872
		肺结核	—	—	—	—
		重性精神疾病	—	—	—	—
医疗保险类型	城镇职工医保	城镇居民医保	0.359	0.018	0.001	1.257
		新农合医保	0.426	0.041	0.000	1.541
就医倾向	三级医院	二级医院	0.241	0.078	0.003	1.236
		一级医院	0.618	0.203	0.000	1.943
		社区卫生机构	0.809	0.255	0.000	2.229

通过上述分析，可以发现家庭医生签约服务满意度受多因素影响，居民
能否从服务中受益决定着其对家庭医生签约服务的满意度。近年来，国家持
续加大在健康服务方面的投入，以基层医疗卫生机构为基础，广泛开展基本
公共卫生服务和家庭医生签约服务工作，免费为居民提供方便、快捷、安全
的卫生健康服务，尤其是加强对高血压、糖尿病等慢性病患者的健康干预，
定期开展健康政策和健康知识宣传工作，预防和控制慢性病并发症发生，逐
渐得到群众响应和认可。相对于基本健康人群而言，高血压、糖尿病患者更
倾向于接受家庭医生提供的健康服务，其对家庭医生签约服务的满意度明显
较高。需要说明的是，由于肺结核和重性精神疾病的样本量太少，未对其进

行回归分析。

服务内容能否满足居民需求是影响家庭医生签约服务满意度的关键因素。在服务内容上，家庭医生签约服务主要包括基本医疗服务和公共卫生服务两个方面，居民对家庭医生执业能力的评价更多的是基于常见病、多发病的诊疗效果。相对于城镇职工医疗保险人口而言，城镇居民医疗保险人口和新农合医疗保险人口更倾向于到基层医疗卫生机构就诊，这既有居民就医理念方面的原因，也有出于经济方面的考虑，这两类医疗保险政策规定的住院报销门槛费较高、报销比例较低。在实践中，家庭医生在为居民提供医疗服务的同时，往往会有针对性地进行健康指导，以满足居民多样化健康需求，促进其生活方式改变和健康素养提高，使其实际服务获得高于服务预期，有效提高居民对家庭医生签约服务的满意度。

第三节　本章小结

家庭医生签约服务质量是政策、制度、文化等因素共同作用的结果，并与经济社会发展水平有着密切关系。本章从全面开展和有效开展两个维度对影响家庭医生签约服务质量的因素进行研究，以笔者近五年来的实地调研资料为基础，采用案例分析法，对家庭医生签约服务的典型案例进行分析，探寻影响家庭医生签约服务全面开展的主要因素；以居民满意度作为衡量指标，采用回归分析法，对家庭医生签约服务有效开展情况及其影响因素进行分析，探寻影响家庭医生签约服务有效开展的主要因素。

全面开展服务是保障家庭医生签约服务质量的先决条件，将健康档案建档率、居民服务签约率、规范服务率作为表征家庭医生签约服务全面开展情况的主要指标，家庭医生签约服务只有覆盖更广泛的人群，才能真正提高群众健康水平和生命质量，从而产生预期的社会效益。本研究认为，全面开展家庭医生签约服务的影响因素主要包括三个方面：一是政策制度。这是开展家庭医生签约服务的重要基础，家庭医生签约服务的有效开展离不开政策的导向作用，科学合理的制度安排是家庭医生签约服务有效开展的基础保障，但政策并不干涉居民及其家庭的微观决策，由居民自主决定是否接受后续的家庭医生签约服务项目。二是服务能力。这是开展家庭医生签约服务的根本保障，不仅需要家庭医生具备开展相应服务的资质条件和能力，还要让居民坚信家庭医生具备相应的专业素质，吸引居民主动接受家庭医生签约服务。三是服务效果。这是开展家庭医生签约服务的关键核心，通过解决群众生活中遇到的健康问题，提高家庭医生规范服务率，将服务效果作为开展家庭医生签约服务的衡量标准，依靠服务效果赢得居民信赖，促进群众积极参与家庭医生签约服务，从而有效提高家庭医生签约服务的质量。

有效开展服务是提升家庭医生签约服务质量的必由之路，只有重视家庭医生签约服务过程及其各个环节，让居民真正感受到健康服务带来的好处，才能切实提高居民健康水平和生命质量。居民满意度和健康水平是衡量家庭医生签约服务有效性的主要指标，提高居民满意度是满足居民健康需求的直接体现，提升健康水平是开展家庭医生签约服务的根本目标。研究结果表明，居民对家庭医生签约服务的满意度较高，七成以上的居民对签约服务比较满意，是持续参与家庭医生签约服务的主体，进而保障了家庭医生签约服务率稳中有升；服务活动增进了居民与家庭医生之间的互动交流，促进了居民对家庭医生的服务态度和服务能力的了解，从而使得服务对象对已接受或熟知的服务项目有着更高的满意度。采用 CMH χ^2 检验进行单因素分析，从分类变量总体构成差异来看，健康状况、受教育程度、医保类型、就医倾向等因素对家庭医生签约服务满意度有着重大影响。采用多元 logistic 回归法进行多因素分析，以"很满意"和"基本满意"综合值作为因变量，以健康状况、医保类型、就医倾向等指标为自变量，研究结论是：家庭医生签约服务满意度受多因素影响，居民能否从服务中受益决定着家庭医生签约服务的满意度，服务内容能否满足居民需求是影响家庭医生签约服务满意度的关键因素。在实践中，家庭医生在进行基本医疗服务和健康指导时，适时满足居民健康需求，使其实际服务获得高于服务预期，有利于促进其生活方式改变和健康素养提高，有效提升居民对家庭医生签约服务的满意度。

第七章　相关政策制度分析

家庭医生签约服务与多项政策制度相关，科学制定相关政策制度并使之协同配合，是家庭医生签约服务有效开展的关键。在第六章的基础上，本章对影响家庭医生签约服务高质量发展的因素进行延展性研究，从政策制度层面分析家庭医生签约服务率偏低以及"签而不约"问题的症结所在，以便于为开展家庭医生签约服务营造良好的制度环境。

第一节　医疗保险支付政策多元博弈分析

进入 21 世纪以来，全国人口预期寿命不断延长，医疗费用和医疗保险基金支出同步快速增长。全国基本医疗保险覆盖超过 13 亿人，医疗保险基金收入从 2012 年的 6062 亿元增至 2020 年的 24846 亿元，年均增长 19.28%；医疗保险基金支出从 2012 年的 4868 亿元增至 2020 年的 21032 亿元，年均增长 20.07%，比前者高出将近 1 个百分点。医疗保险基金支出增速快于收入增速，收支矛盾日益突出，个别地区甚至出现入不敷出的现象，医疗费用不合理增长问题开始引起国家和社会关注，为此，有必要对医疗保险制度进行深入分析。

一　现有文献研究

现有文献对医疗保险制度及其相关政策进行了大量研究，并主要集中在以下三个方面。

一是医疗保险促使医疗服务需求增加。基本医疗保障能够激发居民医疗需求，提高居民就诊率和医疗服务使用率，[1] 城镇居民医疗保险通过减轻居民医疗费用负担，有效释放居民医疗需求，[2] 新农合医疗保险可以增加参合农民就诊率，提高农民医疗服务利用水平。[3] 而且，医疗服务需求与医疗保险报销比例有关，医疗保险支出政策变化对患者医疗需求有着直接影响，尤其是对低收入者的影响更为显著，[4] 当自付比例或门槛费下降时，医疗服务需求明显增加，[5] 比如台湾地区全民保健计划通过下调自付比例与自付金额，使得此前未参保人群的门诊和住院人数增加了将近一倍。[6] 由此可见，医疗保险支出政策具有就医导向作用，能够在一定程度上影响患者就医需求和治疗方式。

二是医疗保险促使医疗费用支出增加。有保险和没有保险人群的医疗费用存在显著差异，我国新医改实施后，城镇享受医疗保险人口较无医疗保险人口的医疗费用高出将近两倍，[7] 医疗保险在有效减轻患者经济负担的同时，也降低了患者对医疗价格的敏感度，从而刺激患者购买医疗服务。[8] 在医疗保险政策及其付费机制上，医疗保险全额报销医疗费用将导致过度医疗问题，患者承担部分费用可以有效防止医疗费用过快增长和道德风险。[9] 当

① 刘国恩、蔡春光、李林：《中国老人医疗保障与医疗服务需求的实证分析》，《经济研究》2011 年第 3 期；方黎明、张秀兰：《城镇低保户医疗服务利用和医疗保障制度设计对就医行为的影响》，《财经研究》2011 年第 6 期。

② 黄枫、甘犁：《过度需求还是有效需求？——城镇老人健康与医疗保险的实证分析》，《经济研究》2010 年第 6 期。

③ 封进、李珍珍：《中国农村医疗保障制度的补偿模式研究》，《经济研究》2009 年第 4 期。

④ Chiappori, P. A., Durand, F., Geoffard, P. Y., "Moral Hazard and the Demand for Physician Services: First Lessons from a French Natural Experiment," *Europe Economics Review*, 1998, 42 (3-5).

⑤ Manning, W. G., Newhouse, J. P., and Duan, N., "Health Insurance and the Demand for Medical Care: Evidence from A Randomized Experiment," *American Economic Review*, 1987, 77 (3).

⑥ Cheng, S. H., Chiang, T. L., "The Effect of Universal Health Insurance on Health Care Utilization in Taiwan: Results from A Natural Experiment," *JAMA*, 1997, 278 (2).

⑦ 胡宏伟、张小燕、郭牧琦：《老年人医疗保健支出水平及其影响因素分析——慢性病高发背景下的老年人医疗保健制度改革》，《人口与经济》2012 年第 1 期。

⑧ Cardon J. H., Hendel I., "Asymmetric Informantion in Health Insurance: Evidence from the National Medical Expenditure Survey," *Rand Journal of Economics*, 2001, 32 (3).

⑨ Pauly M. V., "The Economics of Moral Hazard: Comment," *American Economic Review*, 1968, 58 (3).

医疗服务需求弹性较大时，参保人对医疗保险的反应是增加医疗消费而非减少医疗支出，[1] 由此可通过影响居民就诊报销敏感性引导患者合理就医，在满足医疗服务需求的前提下，降低医疗支出负担。[2] 医疗保险可以显著增加医疗服务供给，并通过医疗服务需求增长得以体现，在医疗保险基金报销的情况下，患者乐于接受医方提出的治疗方案，医疗服务供需双方的理性决策将共同导致医保基金超额支出。

三是控制医疗保险基金不合理支出策略研究。医疗具有较强专业性，医方掌握的患者信息更为全面，如何进行治疗完全由医方决定，医方拥有较大的自由裁量权，从而易于产生诱导性医疗服务需求。[3] 研究认为实行按项目付费是导致过度医疗的重要原因，医疗保险支付方式应由按项目付费向按病种付费转变，[4] 但在病种付费金额确定的情况下，医方往往会选择病情较轻的患者予以治疗，而对病情较重的患者治疗不足或拒绝治疗，从而使患者的健康或经济利益受损。[5] 打包付费方式可提高医方控制费用的积极性，按签约服务人数给全科医生打包付费，可在一定程度上激励全科医生对参保者实施预防和健康管理，尽量避免或减少参保人患病。[6] 医疗保险涉及医疗和保险两个方面，只要医疗服务真实存在，医疗保险基金将难以对医方进行实质性监督，从这个意义上讲，医疗保险仅能作用于保险市场，通过保险政策影响医疗服务供需行为，有效避免医疗保险基金的不合理支出。

---

[1] 方敏、吴少龙：《"新医改"让医疗费用下降了吗？——基于 CHARLS 对甘肃、浙江的追踪数据》，《北京行政学院学报》2017 年第 6 期；谢明明、王美娇、熊先军：《道德风险还是医疗需求释放？——医疗保险与医疗费用增长》，《保险研究》2016 年第 1 期。

[2] 李华、徐英奇、高健：《分级诊疗对家庭医疗经济负担的影响——基于基层首诊视角的实证检验》，《江西财经大学学报》2018 年第 5 期。

[3] Arrow K. J.，"Uncertainty and the Welfare Economics of Medical Care," *American Economic Review*, 1963, 53 (5)；朱恒鹏：《供方市场化改革是医改突破口》，《中国医疗保险》2016 年第 12 期。

[4] 王亚：《从过度医疗看中国医疗保险付费方式的改革》，《当代经济》2012 年第 4 期。

[5] Ellis R.，"Creaming, Skimping and Dumping: Provider Competition on the Intensive and Extensive Margins," *Journal of Health Economics*, 1998, 17 (5).

[6] Cutler, D. M.，"Equality, Efficiency, and Market Fundamentals: The Dynamics of International Medical Care Reform," *Journal of Economic Literature*, 2002, 40 (3).

综上所述，现有文献对医疗保险基金支出增长及其相关问题进行了大量研究，并主要从医疗服务供给角度进行了分析，控制医方行为和调整收费标准将会导致两个极端现象，要么以损害患者利益为代价来换取医疗保险基金支出降低，要么医生和患者双方各取所需使医疗保险监管流于形式。现对医疗保险相关方的利益诉求及其博弈过程进行分析，探究导致医疗保险基金支出不合理增长问题的根本原因，寻求实现帕累托最优的条件和途径，提出我国医保基金支出政策改革方向及其对开展家庭医生签约服务的影响。

二　医疗保险市场博弈分析

医疗保险主要基于医疗市场情景，其运行有着一定的内在逻辑性。通过分析医方、患者、医疗保险基金之间的多元博弈关系，建立参与各方的经济效用方程，求取多目标下的帕累托最优解，考察开展家庭医生签约服务与完善医疗保险基金支出政策之间的关系。

（一）博弈过程

博弈参与者包括患者、医方和医疗保险基金。患者是医疗服务对象，可以根据自身主观感受和医方建议做出相应的诊疗决策，有权选择就医与否、医疗机构和治疗方式；医方是医疗服务主体，根据患者病情进行相应检查并做出诊断，提出患者住院或门诊治疗建议以及相应的治疗方案；医疗保险基金是患者医疗费用的主要承担者，只要是患者真实发生的医疗费用，医疗保险基金均应按政策规定予以报销，同时，医疗保险基金有权根据医疗市场变化合理调整医疗保险政策，并对医方和患者在医疗服务过程中的合规性进行监督。

博弈过程首先发生在患者和医方之间，主要分为以下两个阶段。

第一阶段：患者决定就医与否。当被保险人感觉身体不适时，就开始成为分析意义上的患者，患者病情有严重和不严重之分，假定病情不严重的发生概率为 P_M，病情严重的发生概率为 P_S，在一定医疗保险报销政策下，患者根据病情严重程度做出相应的就医决策。当病情不严重时，患者选择就医的概率为 α，不就医概率为 $1-\alpha$；当病情严重时，患者选择就医的概率为 β，

不就医概率为 $1-\beta$；一般情况下，病情严重时更倾向于就医，就医概率较高，$\beta>\alpha$。

第二阶段：医方决定治疗方案，包括门诊观察和住院治疗。当患者选择就医时，医方根据病情轻重进行医学检查和病情诊断，并与患者沟通交流病情，在征得患者同意的基础上，制定相应的治疗方案。当病情不严重且患者选择就医时，医方按轻病给予门诊治疗的概率为 P_m，按重病给予住院治疗的概率为 $1-P_m$；当病情严重且患者选择就医时，医方按轻病给予门诊治疗的概率为 P_n，按重病给予住院治疗的概率为 $1-P_n$，一般情况下，病情严重时的住院治疗概率较高，相应地，门诊治疗概率相对较低，$P_m>P_n$。

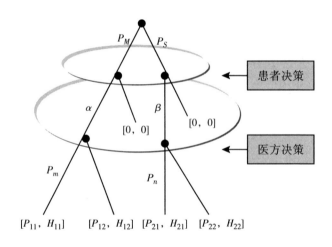

图 7-1　医疗市场中的医患双方博弈决策树

医疗保险基金在博弈过程中处于被动地位，往往被动接受患者和医方的博弈结果，只要是真实发生的医疗费用，医疗保险基金将按支出政策偿付医疗费用，从这个意义上讲，医疗保险基金履行着"出纳员"职责。另外，医疗保险基金还有主动博弈的一面，医疗保险基金可以根据医疗市场运行情况调整其支出政策，以此来影响患者和医方的决策行为，使医患博弈结果与医疗保险基金目标相一致。

（二）经济效用方程

效用具有难以度量性，不失一般性，我们将此处的效用界定为经济效用，以其支付或收到的金额表示。按照当前医疗保险基金支出政策，患者个人全额负担门诊治疗费用，因病确需住院治疗的，患者应首先支付规定额度的门槛费用（T），超出部分由医疗保险统筹基金负担。对于患者来说，其支付的医疗费由完全自费、按比例自费和门槛费三部分构成，其中，自费部分可由医疗保险个人账户支付；对于医方来说，其收到的医疗费由门诊费用和住院费用两部分构成；对于医疗保险基金来说，其负担的医疗费由医疗保险统筹账户支付和个人账户支付两部分构成。由于医疗保险个人账户余额按照医疗保险缴纳情况进行累积，在一定意义上讲，个人账户资金可被视为个人所有的专门用于医疗支出的现金等价物，而统筹账户资金是事实上的公共财产或资源。因此，在对医疗保险基金支出政策进行分析时，我们将仅考虑医疗保险统筹账户，而将个人账户视为私人财产。

当患者病情不严重而就医时，如果医方给予门诊治疗，此时，患者需要支付全部医疗费用，设定人均门诊治疗费为 M，则患者的经济效用为 $P_{11} = -P_M \alpha P_m M$，医方的经济效用为 $H_{11} = P_M \alpha P_m M$，医疗保险基金不需要支付任何费用，其经济效用为 $I_{11} = 0$。如果医方给予住院治疗，此时，患者需要支付门槛费和部分医疗费，设定人均住院治疗费为 Z，则患者的经济效用为 $P_{12} = -P_M \alpha (1-P_m) [T+c (Z-T)]$，其中，$T$ 为住院门槛费，c 为自费比例，医方的经济效用为 $H_{12} = P_M \alpha (1-P_m) Z$，医疗保险基金只需按比例支付超出门槛费以外的医疗费，其经济效用为 $I_{12} = -P_M \alpha (1-P_m) (1-c) (Z-T)$。

同理，当患者病情严重而就医时，医方更倾向于给予患者住院治疗，如果医方给予门诊治疗，患者的经济效用为 $P_{21} = -P_S \beta P_n M$，医方的经济效用为 $H_{21} = P_S \beta P_n M$，医疗保险基金不需要支付任何费用，其经济效用为 $I_{21} = 0$。如果医方给予住院治疗，患者的经济效用为 $P_{22} = -P_S \beta (1-P_n) [T+c (Z-T)]$，医方的经济效用为 $H_{22} = P_S \beta (1-P_n) Z$，医疗保险基金只需按比例支付高出门槛费之上的医疗费，其经济效用为 $I_{22} = -P_S \beta (1-P_n) (1-c) (Z-T)$。无论病情严重与否，当患者不选择就医时，将不发生医疗费用，患者、医方和医疗保险基金的经济效用均为 0。

整个博弈过程中，患者的总体经济效用为：

$$P = P_{11} + P_{12} + P_{21} + P_{22}$$

医方的总体经济效用为：

$$H = H_{11} + H_{12} + H_{21} + H_{22}$$

医疗保险基金的总体经济效用为：

$$I = I_{11} + I_{12} + I_{21} + I_{22}$$

现将前述各分支上的经济效用相关表达式代入，得到：

$$P = - P_M \alpha P_m M - P_M \alpha (1 - P_m) [T + c(Z - T)] - P_S \beta P_n M - P_S \beta (1 - P_n) [T + c(Z - T)]$$

$$H = P_M \alpha P_m M + P_M \alpha (1 - P_m) Z + P_S \beta P_n M + P_S \beta (1 - P_n) Z$$

$$I = - P_M \alpha (1 - P_m)(1 - c)(Z - T) - P_S \beta (1 - P_n)(1 - c)(Z - T)$$

整理得：

$$P = - (P_M \alpha + P_S \beta)[T + c(Z - T)] - (P_M \alpha P_m + P_S \beta P_n)[(M - T) - c(Z - T)] \quad (1)$$

$$H = (P_M \alpha + P_S \beta) Z - (P_M \alpha P_m + P_S \beta P_n)(Z - M) \quad (2)$$

$$I = - [(P_M \alpha + P_S \beta) - (P_M \alpha P_m + P_S \beta P_n)](1 - c)(Z - T) \quad (3)$$

（三）博弈最优解

在博弈过程中，患者、医方和医疗保险基金均追求各自利益最大化。患者的主要目标是在不花钱或少花钱的基础上，获得更好的医疗卫生服务，提高自身健康水平。医方的主要目标是在控制医疗风险的前提下尽量多提供医疗服务项目而增加医疗收入。医疗保险基金的主要目标是在不降低医疗服务质量的情况下，尽量减少医疗服务费用，从而降低医疗保险基金支出，保持基金收支平衡并略有结余。

为了实现医疗保险基金经济效用最大化，根据式（3），可以进一步将函数 I 对 P_M、P_S、P_m、P_n、α、β、c、Z、T 等变量求偏导数，现将偏导函数中的表达式归类合并，整理得到以下四条路径，通过调整相关变量参数值，尽量使 I 的绝对值最小化。

路径一：使 $(P_M\alpha+P_S\beta)$ 下降。如果保持 P_M 和 P_S 恒定，即患病状态不变，患者的就医行为保持稳定，α 和 β 值将基本不变，因此，若使 $(P_M\alpha+P_S\beta)$ 下降，必须有效降低 P_M 和 P_S 取值，使患病率下降或至少病情严重程度减轻，使就诊率由 β 降至 α。政策含义是：加强健康教育和保健知识宣传，增强疾病预防能力，提高居民健康水平。

路径二：使 $(P_M\alpha P_m+P_S\beta P_n)$ 上升。增加 P_M、P_S、α、β 取值明显与路径一冲突，故可选路径只能是增加 P_m 和 P_n 取值，即增加就诊患者的门诊治疗率，从而降低其住院治疗率。但从式（2）来看，$(P_M\alpha P_m+P_S\beta P_n)$ 上升将直接给医方经济效用带来负向影响，并且 $(Z-M)$ 越大，下降幅度越显著，如果缩小人均住院费用 Z 与人均门诊费 M 之间的差距，将会使其对医方经济效用的负向影响变小。政策含义是：医疗机构应坚持合理检查、合理用药、合理治疗，在临床允许的情况下，尽量安排就诊患者门诊治疗，争取少住院甚或不住院。

路径三：使 $(1-c)$ 下降。降低医疗保险统筹基金报销比例，提高患者住院自费率，可有效减少医疗保险市场逆向选择和道德风险。患者接受住院治疗取决于三方面因素：一是病情严重程度。当病情严重而必须住院时，其需求价格弹性较小。二是医方垄断医疗信息。医方对病情诊断具有权威性。三是患者住院治疗成本。当自费成本较低时，出于住院更加有利于身体恢复的认知，患者往往会放弃门诊治疗而直接选择住院。降低统筹基金报销比例，不失为避免非必要住院的有效措施，但这仅能作为控制住院率的可选手段，而不应以减少医疗保险基金支出为目的。政策含义是：医疗保险支出政策改革的目的是有效控制医疗保险基金支出的不合理增长，而并非纯粹为了减少医疗保险基金支出，提高患者住院自费率将会增加刚性住院患者的医疗负担，有必要采取有效措施给予这些患者适当补偿。

路径四：使 $(Z-T)$ 下降。缩小人均住院费用 Z 与住院报销门槛费 T 之间的差距，可以有两种方式：一是降低人均住院费用，通过提高医生专业诊断能力，严格控制检查费用，笔者调研发现，一些住院患者的住院动机仅仅是为了进行一次全面体检，存在滥用昂贵检查或过度检查行为；二是提高住院报销门槛费，促使小病住院人群首选门诊治疗，但会显著增加刚性住院患者的医疗负担，住院门槛费每提高 1 个百分点，可使患者住院医疗费增加 $[(P_M\alpha+P_S\beta) - (P_M\alpha P_m+P_S\beta P_n)](1-c)$ 个百分点，从这个意义上讲，通过降低 $[(P_M\alpha+P_S\beta) - (P_M\alpha P_m+P_S\beta P_n)]$ 取值，可减轻其对患者经济效用的负面影响，这正好与路径一和路径二的目标方向相一致。政策含义是：通过经济杠杆调节作用，使患者住院额外"收益"下降，成本收益平衡点上升，从而转变居民就医观念和就医行为，促使患者能门诊治疗的尽量选择门诊治疗。

综上可见，各参数间关系错综复杂，牵一发而动全身，权衡博弈三方利益是一项系统性工程。博弈最优解重在实现帕累托改进，在不降低医疗服务质量的前提下，有效降低医疗费用和医疗保险基金支出，满足居民不断增长的医疗服务需求。实现帕累托改进的关键是从源头上进行调整，以路径一和路径二为首要选择，并以路径三和路径四为重要补充（见图 7-2）。从实施难易程度来看，路径三和路径四更易于操作，分别指向降低统筹基金住院报销比例和提高住院报销门槛费，并与政策制定和执行环节相关联，调整相关参量指标可使部分不必住院的患者选择门诊治疗，有效减少医疗保险基金支出，但也会加重刚性住院患者的医疗负担，这并非医疗保险基金支出政策改革之本意。路径一和路径二可在一定程度上弥补路径三和路径四对患者经济效用造成的负面影响，但需以居民健康意识和健康水平得到有效提升为基础。而医疗保险基金不以盈利为目的，不追求医疗保险基金过度结余，可充分利用因降低住院报销比例和提高住院报销门槛费而"节省"下来的住院费用，将之重新投回医疗市场，重点补贴门诊治疗和疾病预防环节，转变居民就医观念，实现医疗保险基金稳健可持续发展。

三　政策调整效果模拟

以上述四条路径为基础进行支出政策调整方案设计，通过降低住院报销

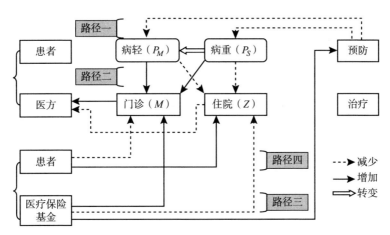

图 7-2 医疗保险基金支出博弈最优解实现路径

比例、提高住院报销门槛费和按比例报销门诊费用，有效引导住院患者转向门诊治疗，通过加大预防保健投入，降低居民患病率并减轻病情严重程度，使居民健康状况和就医结构改变，促进医疗保险基金支出减少。基于此，构建医疗保险基金支出规模预测模型，模拟政策调整后的医疗保险基金支出变动情况。

（一）模型构建

调整医疗保险基金支出政策将对住院人数、平均住院天数、门诊人数、门诊费用产生一定影响，从而使医疗保险基金支出结构发生相应变化。在医疗保险基金支出政策调整中，各组成部分之间关系如图7-3所示。现从三个情景分析政策调整对医疗保险基金支出的影响。

情景一：如果降低住院报销比例并提高住院报销门槛费，住院患者的个人负担将会加重，从而对部分非必须住院患者形成挤出效应，这部分患者将由住院转为接受门诊治疗。此时，将从两方面影响医疗保险基金支出：一是住院人数（h）减少，假定被挤出患者数量占住院患者总量的比重为 a_0，在人均住院医疗费 Z 不变的情况下，住院医疗费将减少 a_0；二是门诊人数（c）增多，患者总是要选择住院或门诊治疗的，这部分被挤出的非必须住院患者将选择门诊治疗，当人均门诊医疗费 M 不变时，新增门诊量使门诊

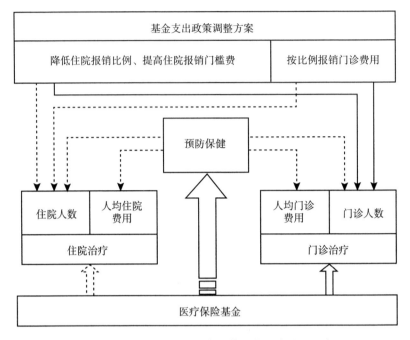

图 7-3 医疗保险基金支出政策调整因素关系示意

医疗费增长 $h/c \cdot a_0$ 倍。住院报销比例下调幅度越大和住院报销门槛费越高，其对医疗保险基金支出的影响越显著。

情景二：如果不设门槛地按比例报销门诊费用，部分健康居民或不必治疗患者开始转向门诊治疗，这将使门诊人数显著增加。假定新增加患者数量是原门诊患者总量的 b_0 倍，当人均门诊医疗费 M 不变时，新增门诊量使门诊医疗费增长 b_0 倍。同时，受门诊费用报销政策吸引，非必须住院患者将进一步转向门诊治疗，假定这些患者数量占住院患者总量的比重为 a_1，将使前述住院医疗费减少 a_1，门诊医疗费增长 $h/c \cdot a_1$ 倍。门诊报销比例越高，其对医疗保险基金支出的影响越显著。

情景三：如果加大预防保健资金投入，可通过增强居民健康意识，提高居民健康水平，进而降低居民患病率或至少减轻病情严重程度。这将从四个方面影响医疗保险基金支出：一是居民就诊率降低使得门诊量减少 b_1，当人均门诊医疗费 M 不变时，将使门诊医疗费减少 b_1；二是居民就诊率降低

使得住院量减少 a_2，在人均住院医疗费 Z 不变的情况下，将使住院医疗费减少 a_2；三是病情严重程度减轻使得部分原本住院患者转至门诊治疗，假定症轻而转移患者数量占住院患者总量的比重为 a_3，此时，住院医疗费将减少 a_3，门诊医疗费将增长 $h/c \cdot a_3$ 倍；四是病情严重程度减轻将使人均住院医疗费 Z 和人均门诊医疗费 M 有所降低，假定分别下降 d 和 e。加强预防保健是从根本上减少医疗保险基金支出的重要途径，预防保健项目投入资金越多，住院和门诊医疗费的降低效果越明显。

不失一般性，为简便起见，暂不考虑各参数之间的交互影响，采用算术累加方法计算政策调整后的医疗保险基金支出规模变化量，整理得：

$$E = -h\big[(Z - t_0)r_0 - (Z - Zd - t_1)(1 - a_0 - a_1 - a_2 - a_3)r_1\big] \\ + cM(1 - e)(1 + b_0 - b_1)r_2 + hM(1 - e)(a_0 + a_1 - a_3)r_2 + F \tag{4}$$

其中，$h\big[(Z - t_0)r_0 - (Z - Zd - t_1)(1 - a_0 - a_1 - a_2 - a_3)r_1\big]$ 为住院费用减少量，t_0、t_1 和 r_0、r_1 分别表示支出政策调整前、后的住院报销门槛费和住院报销比例；$cM(1 - e)(1 + b_0 - b_1)r_2$ 和 $hM(1 - e)(a_0 + a_1 - a_3)r_2$ 为门诊费用增加量，r_2 表示政策调整后的门诊报销比例；F 为投向的预防保健项目资金量。

（二）数据和假设

《2021 中国卫生和计划生育统计年鉴》显示，2010～2020 年，全国医院门诊量和住院人数均呈逐年上升趋势，分别从 2010 年的 147730.4 万人次和 9524 万人次增至 2020 年的 332287.9 万人次和 18352 万人次，年均增长率分别达到 8.4% 和 6.8%；同期，门诊和住院患者人均医药费分别从 2010 年的 166.8 元和 6193.9 元增至 2020 年的 324.4 元和 10619.2 元，年均增长率分别达到 6.9% 和 5.5%，上涨趋势较为平稳。依据国家医疗保障局《2020 年全国医疗保障事业发展统计公报》，医疗保险参保人员住院率为 15.9%，次均住院费用 12657 元，其中医疗保险统筹基金支付 8219 元，政策范围内住院费用基金支付 85.2%，实际住院费用基金支付 64.9%。

鉴于医疗保险基金支出政策调整是拟设事件，目前尚无资料能够满足参数取值需求，我们只能采用传递系数法模拟设定相关参数，以此来测算政策调整对医疗保险基金支出的影响。诚然，对参数值进行假定带有一定主观色彩，但并不影响我们对医疗保险基金变动趋势判断的正确性。事实上，可以选取部分地区进行试点，应用实践数据计算获得相应参数值，据此再对支出政策做进一步调整和改进。

假设1：尽管患者在不同级别医院住院心理和行为有所不同，但选择在哪个级别住院就医相对固定，往往仅出于自身病情需要而非报销政策。假设不同等级医院的住院安排具有同质性，只需关注住院和门诊之间的差异。

假设2：降低住院报销比例并提高住院报销门槛费是促使非刚性住院患者转向门诊治疗的主要措施。为了使住院挤出效应更为显著，需要加大政策调整力度，假定住院报销门槛费从900元（t_0）增至1800元（t_1），且报销比例从90%（r_0）降至80%（r_1）。

假设3：增加门诊报销与减少住院报销相辅相成，推拉效应使得非刚性住院患者接受门诊治疗。参照医疗保险慢性病门诊报销标准（门槛费500元，之后按比例报销70%），假定门诊报销不设门槛费，将报销比例降至50%（r_2）。

假设4：根据支出政策对住院患者的影响及其程度，将a_0、a_1、a_2和a_3分别设定为10%、5%、5%和2%；将b_0和b_1分别设定为15%和5%。预防保健项目将有效提高居民健康水平，从而使住院和门诊患者病情变轻，设定人均住院费和人均门诊费在原有基础上均下降5%。

假设5：预防保健意在降低慢性病及其并发症发病率，可有效减少医疗服务需求，从根本上减少医疗保险基金支出，假定将减少的住院费用中的20%投入预防保健项目（F）。

（三）计算结果

根据医疗机构诊疗服务、医疗费用及各参数指标设定情况，将之带入式（4），得到支出政策调整后的医疗保险基金支出变动情况，模拟计算结果显示：如果将全民纳入医疗保险统筹范围，2012~2020年，将医疗保险支出政策进行适当调整，医疗保险基金支出结构会发生明显变化，住院费用节省额将从 2012 年的 342.06 亿元增至 2020 年的 3203.76 亿元；在住院费用减少的同时，医疗保险基金可报销的门诊费用会相应增加，从 2012 年的 251.47 亿元增至 2020 年的 2252.36 亿元；如果将减支住院费用中的 20% 投入预防保健项目的话，2012~2020 年，预防保健项目所获投资从 68.41 亿元增至 640.75 亿元，相当于同期国家基本公共卫生投入资金的一半以上，在统筹设计预防保健项目的基础上，可望有效提高居民健康水平。

在实践中，可以通过调整住院报销门槛 t_1、住院报销比例 r_1、门诊报销比例 r_2 来影响和改变 a_0、a_1、a_2、a_3、b_0、b_1、d、e 等参量值，使之保持医疗保险基金支出基本稳定。从数据上看，医疗保险基金支出没有发生太大变化，节省支出额为 22.18 亿~310.65 亿元，同期占医疗保险基金支出的比重仅为 0.46%~1.48%，但这将对医疗保险基金支出结构有着深远影响，主要表现在三个方面：一是使医疗保险基金的支出结构更加合理，从住院"一枝独秀"转变为住院与门诊相结合；二是兼顾"未病先防、既病防变"健康理念，其更多地表现为社会效益，不仅提高居民健康水平，而且增强居民健康意识；三是从根本上消除系统性过度治疗现象，从源头上抑制医疗保险基金支出不合理增长，进而促进医疗保险基金持续健康发展。

四　进一步分析

通过对医疗保险市场博弈过程和患者、医方、医疗保险基金等主要参与者决策行为的分析，建立相应的经济效用方程，得出四条帕累托改进路径：降低住院报销比例、提高住院报销门槛费和按比例报销门诊费用、加大预防保健项目投入，发挥经济调节、科学引导、保健预防、监督管理四个模块的基础性作用，有效引导住院患者转向门诊治疗，从而促进家庭医生签约服务率上升、降低居民患病率并减轻病情严重程度。

第一，理顺杠杆调节机制。如果降低统筹基金住院报销比例并提高住院门槛费，将对价格需求弹性较大患者造成挤出效应，使高血压、糖尿病等非传染性慢性病稳定期患者与因全面体检而住院患者明显减少，但对外科手术和急诊住院患者不具有挤出效应，增加这些刚性住院患者的个人支付负担。这可通过保险精算和方案设计，在有效减少病情非严重者住院需要的同时，给予刚性住院患者适当补偿。目前，医疗保险统筹基金只报销一定比例的住院费用，门诊费用则由患者全额自费或医疗保险个人账户支付，可将因提高住院报销门槛费和降低报销比例而"节省"下来的住院费用，适当用于补贴门诊治疗环节，从而起到引导患者选择门诊治疗的效果。

第二，转变居民就医观念。病情严重程度并不完全取决于患者自觉症状，医方对病情判断有着绝对的话语权。在当前医疗卫生环境下，医方更倾向于建议患者住院治疗，患者也往往会接受医方建议及其治疗方案，不可避免地存在无谓住院和过度治疗问题。但这也与患者的就医观念有着直接关系，居民普遍错误地认为住院比不住院更有利于健康、住院比不住院更省钱，其原因在于误解了疗效的基本内涵。真正的疗效并不是暂时缓解和改善症状，而应是病情好转并最终痊愈，客观地讲，有些疾病尤其是稳定期慢性病并非越治疗越健康、越住院越健康，过度医学检查或住院治疗并不必然能带来好处。这就需要政府加强健康知识宣传，帮助居民转变就医观念，促使患者选择门诊治疗，通过增加 P_m 和 P_n 值，降低就诊患者住院率，并在一定程度上促进社区首诊制和家庭医生签约服务有效实施。

第三，培育保健预防能力。从本质上讲，减少医疗保险基金支出的有效途径是让更多人处于健康状态，不生病、少生病，通过增强居民体质和抵抗力，提高居民健康水平，使居民患病率尤其是患严重疾病的可能性显著降低，以 P_s 值下降来减少住院治疗，从而有效降低医疗保险基金支出。这就要求医保基金创新健康保障理念，将事后保障调整为事前防范，划转部分"节省"下来的住院治疗资金投向保健预防环节，增强全民保健意识，改变患者不良生活方式，坚持"未病先防、既病防变"理念，降低慢性病及其并发症发生率，提高居民尤其是老年人的健康水平，从根本上减少住院甚或门诊治疗需求，降低患者住院可能性，促进医疗保险基金规范运行和良性循环。

第四，强化监督管理职能。当前，我国医疗保险市场存在严重的逆向选择和道德风险问题，具有保险市场和医疗市场双重属性，医疗保险基金支出不合理增长属于保险市场问题，但更体现为医疗市场中的医方与患者之间的关系。按病种付费是医疗保险基金在医疗费用监管方面的有益尝试，但科学确定病种标准是决定政策能否取得实效的关键。患病是身体机能发生变化后的病理反应，很少按照一个标准生病，一些患者尤其是住院患者所患疾病往往是几种病的综合，在病种或病情判断上，医方具有无可替代的权威性，医疗保险基金难以对医方诊断和治疗行为进行实质性监督。因此，在对医疗服务过程进行监管的同时，应侧重对患者的医疗服务需求进行干预，通过补贴保健预防、引导门诊治疗、提高住院门槛费和患者自费率来影响患者就医行为，从而促使医疗市场供需平衡点下移。

第五，加强项目横向联系。在医疗保险基金管理实践中，还需要重点做好以下结合：一是与全国医药卫生体制改革相结合，重点加强区域性医联体建设，尤其是提高基层医疗卫生服务能力，推行社区首诊制，有效开展家庭医生签约服务。二是与国家疾病预防控制职能相结合，强化结核病、艾滋病等传染病监管和防治，降低高血压、糖尿病等慢性病及其并发症发生率，增强居民健康意识，提高居民健康水平。三是与全国基本公共卫生服务项目相结合，建立健全国家、省、市、县四级健康教育体系，加强理性就医宣传教育，通过国家权威媒体号召居民"急病重病去医院、小病调理在社区"，从根本上转变群众就医观念。

第二节　居民自主选择与政府强制服务辨析

家庭医生签约服务是更好地维护人民群众健康的重要途径。在实践中，基层医疗卫生机构采取入户登记随访、悬挂宣传标语、发放健康资料等方式，向辖区居民宣传介绍家庭医生签约服务政策，但结果是仅有少量居民参与家庭医生签约服务，家庭医生签约服务率偏低，"签而不约"现象较为普遍。该问题具有一定普遍性，表明政策设计上存在不足，有必要对家庭医生签约服务相关政策协同机制进行分析。

一　主要背景

家庭医生签约服务是以全科医生为主体、通过签约履约方式，为家庭提供连续、安全、有效的综合性医疗卫生服务。[①] 实行家庭医生签约服务是转变基层医疗卫生服务模式，健全基层医疗卫生服务网络，更好地维护人民群众健康的重要途径。2016 年，国务院医改办等七部门联合印发的《推进家庭医生签约服务指导意见》明确提出，到 2020 年，力争将家庭医生签约服务扩大到全部人群，形成长期稳定的契约服务关系，基本实现家庭医生签约服务制度全覆盖。五年来，笔者专门对家庭医生签约服务开展情况进行了参与式实地调查，全程参与基层医疗卫生机构家庭医生签约服务实践，调查了解家庭医生签约服务政策执行情况以及居民接受家庭医生签约服务的意愿，尽管基层医疗卫生人员具有较高的工作热情，能够积极宣传家庭医生签约服务政策，为签约居民提供相应的服务，但是，家庭医生签约服务效果仍不理想，签约服务率偏低，现实与预期之间存在较大差距。

分析认为，家庭医生签约服务率偏低的主要原因有：一是居民预防保健意识不强，尚未形成"未病先防"理念，不愿意在预防方面花费时间和金钱，部分居民小病拖、大病扛，同时还有一些居民身体稍有不适就选择到三甲医院就医检查。[②] 二是居民就医观念和思想认识方面，认为基层医疗卫生机构不具权威性，误将基层开展的健康宣传活动视为一种商业营销，在全国范围内尚未形成"大病去医院、小病在社区"的就医氛围，社区首诊制未能得到有效落实。[③] 三是服务供给需求不匹配，"签而不约"问题较为普遍，这固然与基层服务能力不足有关，但更主要的是服务内容不符合居民需求，家庭医生签约服务最终陷入"群众需要的服务，提供不了，能提供的服务，

[①]　吴先敏：《家庭医生签约服务的实践与思考》，《中国人口报》2019 年 2 月 1 日。
[②]　慈海彤、丁效华、邱大石、吴炳义：《社会分层视角下居家老年人预防保健服务利用研究》，《中国卫生事业管理》2020 年第 9 期。
[③]　申曙光、张勃：《分级诊疗、基层首诊与基层医疗卫生机构建设》，《学海》2016 年第 2 期。

群众不感兴趣"的困境。① 在一定程度上讲，这制约了家庭医生签约服务的有效开展，但并非是家庭医生签约服务率持续偏低的根本原因。

家庭医生签约服务率偏低不能完全归咎于居民保健意识不强。以老年人为例，老年人不愿参加社区免费健康教育，反而起早排队参加街边临时门店的"保健品"宣传讲座。勤俭朴素的老年人动辄花费几千元甚至数万元购买"保健品"。这些宣传讲座普遍采取的方式是，首先专门给老年人发送宣传单，再施以免费赠送鸡蛋、挂面等小礼品诱惑，吸引老年人参加"国医大师"保健知识讲座，小礼品数量与连续参加讲座天数挂钩，讲座内容主要是宣传某种保健品或保健器械具有"有病治病、没病防病"的作用，并组织老年人参与唱歌、跳舞等娱乐活动，最终目的是诱导老年人购买产品。尽管这些营销活动带有一定欺骗性，但也从一个侧面反映了商家抓住了居民行为特点和决策心理，首先以各种免费礼品吸引老年人，假借"国医大师"之名开展健康讲座和产品宣传，目的是让居民"进店"体验，亲身感受产品和服务带来的"好心情"。

接受服务是提高家庭医生签约服务满意度的前提条件。② 对于家庭医生签约服务来说，居民不签约的原因是不了解家庭医生签约服务带来的好处。如何才能让居民有机会亲身体验呢？关键是让居民"进店"，近距离接触家庭医生，实际感受家庭医生签约服务带来的好处。然而，家庭医生签约服务政策规定，居民具有自主选择权，完全自主决定是否接受家庭医生签约服务。在尚未真正了解家庭医生签约服务的情况下，大多数居民不参与甚至不理会家庭医生签约服务，这个现象具有一定普遍性，这说明相关政策设计存在不足。基于此，有必要从选择权视角，对家庭医生签约服务规范和政策设计进行分析，把握居民的健康动机、利益诉求和行为特征，探究家庭医生服务签约率偏低的根本原因及其症结所在，进而有力推进家庭医生签约服务工作，有效提升居民健康水平和生命质量。

---

① 何雪梅：《家庭医生签约服务"签而不约"的问题与建议》，《重庆行政》2018 年第 1 期。
② 罗秀娟、董建成、张志美、陈德芳、陈燕、钱庆、代涛：《我国社区卫生服务利用及居民满意度的分析研究》，《中国全科医学》2010 年第 25 期。

二 当前服务规范和制度设计

为了更全面地了解家庭医生签约服务开展情况，准确把握家庭医生签约服务规范及其具体流程，笔者采用参与式实地调查法，对家庭医生服务供给和居民服务需求进行深入考察。选取河北省沧州市运河区河西北街社区卫生服务站为实地观察点，该服务站片区服务居民 5600 多人，从人口结构和社会经济特征来看，具有一定代表性，亦能基本反映河北省乃至全国家庭医生签约服务相关政策执行情况。自 2016 年开始开展家庭医生签约服务以来，该社区卫生服务站注重将家庭医生签约服务工作做实做细，不断增加家庭医生签约服务内容，并努力扩大家庭医生签约服务覆盖面，服务对象从老人、儿童、慢性病患者等重点人群逐步延展至中青年健康人群。尽管如此，五年来，家庭医生签约服务率始终处于较低水平，为什么家庭医生签约服务效果仍然不尽如人意呢？

从服务定位来看，家庭医生签约服务是医疗卫生供给模式的重大创新。自 2016 年国务院医改办等七部门联合印发《关于推进家庭医生签约服务的指导意见》以来，各省（自治区、直辖市）在医疗卫生资源、签约服务内容和服务绩效考核等方面进行了广泛实践和有益探索，家庭医生签约服务取得了长足发展，初步建立了家庭医生签约服务体系。另外，《"健康中国 2030"规划纲要》明确指出，完善家庭医生签约服务、健全"治疗—康复—长期护理服务链"是创新医疗卫生服务供给模式的重要内容，通过践行"未病先防、既病防变"健康理念，使我国医疗卫生服务模式由以医疗机构治疗为主向社区连续性保健服务转变，从而便捷、高效地为居民提供医疗保健服务。

从服务机制来看，家庭医生签约服务是医疗卫生服务的重要补充，是有效开展医疗保健服务的重要基础。家庭医生签约服务是以基层医疗卫生机构为主体施行的一项健康服务活动，基层医疗卫生机构作为医疗卫生体系建设中的关键一环，与群众健康水平有着密切联系，具备开展社区医疗保健服务的网络优势。家庭医生的服务能力取决于供给端配置，并主要体现在服务主体和服务内容两个方面：一是组建服务团队，每个团队由 5~7 名卫生技术人员组成，包括全科医生、执业护士、健康管理师等，按平均每名成员对应服务对象不超过 2000 人进行配置，充分发挥家庭医生签约服务团队对居民健康的保障作用。二是设计服务项目，从居民健康实际需求出发，根据人口年龄结构、健康状况、收入水平和生产生活环境，确定相应的服务内容和服务项目，主要提供健康教育、中医药管理、体格检查和健康指导等基础性服务，个性化服务项目相对缺乏。

从服务程序来看，家庭医生签约服务以国家基本公共卫生服务项目为依托，由基层医疗卫生机构负责执行和落实，服务过程分为四步：一是建立健康档案，以居民身份证号码作为唯一标识，登记个人和家庭基本信息，通过现场刷身份证来生成健康档案编号，录入文化程度、职业、婚姻状况、既往史、家族史、生活环境等基本信息。二是首次建档体检，记录一般状况（身高、体重、腰围、血压、脉率等）、生活方式（体育锻炼、饮食习惯、吸烟、喝酒等）和脏器功能等个人健康信息。三是签订服务协议，根据居民健康需求和基层医疗卫生机构服务能力，设置相应的服务内容和服务方式，制定具体签约服务协议条款，基层医疗卫生机构与居民签订服务协议，明确双方的权利和义务。四是践行家庭医生服务，家庭医生签约服务团队采取上门随访、接诊服务等方式来履行所签订的服务协议，为居民提供相应的健康服务。调研数据显示，家庭医生签约服务再签率较高，在上一年接受过家庭医生签约服务的居民中，99.6%的会再次接受家庭医生签约服务，这表明居民体验家庭医生签约服务后其签约积极性增强，从而有利于提高家庭医生签约服务率。

从服务组织来看，家庭医生签约服务是健康中国战略的重要组成部分，是政府多部门密切配合、协同推进的系统性工程。但是，当前基本是卫生健康部门"单打独斗"，尚未形成多部门齐抓共管格局，缺乏必要的组织势能和有力抓手。尤其是在政策设计上，过分强调居民享有自主选择权，无论是建立健康档案还是签订服务协议，均坚持居民自愿参与原则，完全由居民自主决定是否接受家庭医生签约服务，居民有权拒绝基层医疗卫生机构的服务，基层医疗卫生机构必须尊重居民的选择权，并且当居民有服务需求时，基层医疗卫生机构必须无条件提供相应服务。政策设计的出发点是充分保障居民的选择权，但这使得基层医疗卫生机构处于被动从属位置，极大地束缚了基层医疗卫生机构开展家庭医生签约服务的抓手。实地调研了解到，众多居民不愿意接受家庭医生签约服务，有的甚至持抗拒或排斥态度，主要原因有二：一是居民不了解家庭医生签约服务，视家庭医生签约服务为新鲜事物，对于免费服务项目，有着担心上当受骗的戒备心理；二是居民不认同基层医疗卫生服务能力，对基层医疗卫生机构的服务能力存在刻板印象，认为家庭医生专业水平不高，基层医疗卫生机构仅能进行常见病、多发病诊疗。

从实践来看，居民社会经济特征决定了健康需求多样化和健康观念差异性。居民在参与家庭医生签约服务上，主要有三种表现：一是积极签约并接受家庭医生服务，这部分居民曾接受过基层医疗卫生机构的健康咨询和诊疗服务，了解并认可基层医疗卫生服务工作，"家庭医生服务态度不错，耐心询问近期身体状况和饮食起居，帮助制定个性化健康方案，早预防，少得病"。二是"签而不约"，虽然签订了家庭医生服务协议，但未接受家庭医生签约服务，这部分居民认为基层医疗卫生机构能力不足，不能满足自身健康需求，"经常在基层医疗卫生机构治疗感冒等常见病，方便，省时，还不贵，虽然签约了家庭医生，但实在不需要那些服务项目"。三是拒绝接受家庭医生签约服务，回避或婉拒家庭医生公共卫生服务宣传活动，这部分居民对基层医疗卫生机构缺乏必要的了解，认为基层医疗卫生机构服务资质低，"工作单位每年都组织去三甲医院体检中心免费体检一次，基层医疗卫生机构体检项目少，而且体检结果不如三甲医院准确"。

综上所述，家庭医生签约服务率偏低固然与项目宣传不到位有关，但更关键的是，政府相关政策的协同配合程度不高，尚未充分发挥政策的有效引导作用，未能让居民切身感受到家庭医生签约服务对保障个人健康和家庭幸福的价值。居民缺乏对基层医疗卫生机构的全面认识，再加上社区首诊制、分级诊疗制、双向转诊制落实不到位，此时如果完全由居民自主决定是否签约，基层医疗卫生机构将很难吸引慢性病患者、老年人等重点群体的全面参与，更遑论为社区全部人群提供基本医疗服务和公共卫生服务。因此，为了吸引居民近距离感受家庭医生签约服务，促使居民全面准确地认识家庭医生签约服务的重要作用，有必要重新审视相关政策设计时所坚持的主导理念，辩证分析居民参与家庭医生签约服务的自主选择权问题。

三　自主选择和政府强制的辩证统一关系

保障居民自主选择权是社会民主文明发展的重要标志。人类发展历史是个人选择权得到确认并逐步扩展的过程，从本质上讲，选择本身不仅是一种权利，更是实现权利的基本形式，在政策设计上，一般是以保障公众的个人选择权作为重要目标。[①] 21 世纪以来，群众对健康、教育等公共服务的个人自主选择权开始持续扩展，作为公权力的政府强制与作为私权利的自主选择权，此消彼长，个人自主选择权增多直接表现为政府强制减少，但个人自主选择权并非完全排斥政府强制，两者之间存在一定程度的制度性平衡，在动态平衡中促进社会公平与和谐发展。[②]

选择权行使效果与选择权限增减之间并非简单的线性关系。新西兰、丹麦、瑞典等国家对扩展公共服务选择权进行了有益探索和实践，结果表明，自主选择权扩展并未使公众真正享受到由此带来的预期效用。[③] 各项政策对应的社会事务特征不尽相同，有时甚至差异还比较大，以政策所产生的社会效应进行分类，可将政策制度分为一般性制度和外部性制度，当存在经济外部性时，不能一味地强调居民自主选择权，而应通过政府强制体现居民的社会责任。比如，在防控新冠肺炎疫情期间，关于发热患者的就诊问题，个人自主选择权必须无条件让位于政府强制，只有不损害公共利益和他人利益，才能保证真正意义上的个人自主选择权和社会平等。

正确行使自主选择权是有条件的，需要居民具备相应的认知能力和专业知识，最起码的，能够正确理解拟选择事项。就家庭医生签约服务而言，居

---

① 陈小嫦：《医疗联合体与就医的自我选择权》，《医学与哲学》2014 年第 8 期。
② 赵国权、黄启贵：《个人选择与政府选择的制度平衡》，《中国人民大学学报》2011 年第 1 期。
③ 朱利安·李·格兰德、史姚顺：《公共服务的公平和选择》，《国家行政学院学报》2008 年第 5 期。

民对家庭医生签约服务缺乏必要的了解，所能获得的信息仅限于基层医疗卫生机构的宣传标语和横幅，有些居民可能对家庭医生签约服务存在刻板印象或认识误区。比如，对于免费建立健康档案服务，需要专用读卡器识别居民身份证来生成健康档案编号，居民会顾虑是否有泄露个人信息的可能；对于免费健康体检服务，居民担心"没病找病"，在没有症状的情况下被检出问题，或者高血压或糖尿病患者也不愿去体检，担心保险公司知晓后不再予以重大疾患保险赔付。在实践中，居民认为家庭医生签约服务不会马上给自己带来好处，甚至有的误认为这是基层医疗卫生机构为增加收入而制造的"噱头"。

政府强制是增加居民家庭医生签约服务体验机会的重要措施。从服务效能来讲，家庭医生签约服务具有一定的正外部性，如果服务对象是慢性病患者或失能人口，不仅可以提高服务对象的生命质量，还能减轻其家庭的长期照护负担。当前，有部分居民认为基层医疗卫生机构仅能诊治感冒等常见病，没有能力治疗慢性病及其并发症等疑难杂症，这些居民的就医理念是"有病时，去大医院，挂专家号，住院治疗，还能医保报销"，其实，从根本上解决慢性病问题的关键恰恰是家庭医生签约服务中的"未病先防"或一级预防。从这个意义上讲，需要在政策设计上充分体现强制性，可以在制定相应政策时适当增加前置条件，规定必须经由基层医疗卫生机构开具相应的医疗证明或基本公共卫生手续。此时的政策目标并非要求居民必须接受具体的医疗服务，而只是以此来增加居民与基层医疗卫生机构的接触机会，使居民了解和认识家庭医生签约服务内容和服务方式，使其切身体验到基层医疗卫生机构服务带来的便利。

居民满意度是决定居民再次选择家庭医生签约服务与否的关键因素。如果首次选择主要依靠政策约束的话，那么，再次选择与否将主要取决于已有服务质量。居民满意度是评价服务质量和居民获得感的重要指标，主要表现为个人对服务的主观评价，是居民基于接受服务后的自我感受而做出的判断，更多地反映居民的个人偏好，并不具有一个客观的参照标准，结论难免存在主观性偏差。但关于行使选择权事宜，满意度不失为居民的理性表达，分析发现，居民满意度主要取决于两个方面：一是服务质量高低，服务质量越高，居民满意度越高；二是服务内容满足居民需求程度，服务内容与居民需求越契合，居民满意度越高。由此可见，提高家庭医生签约服务质量，并根据居民需求适当调整服务内容，可使居民再次接受服务并提高其周围群众参与的积极性。

政府强制与居民自主选择是辩证统一的。在居民尚未接受家庭医生签约服务的初始阶段，政府通过相应的制度安排，使居民近距离接触基层医疗卫生机构，亲身感受家庭医生签约服务项目；在真正了解家庭医生签约服务内容和服务方式后，居民可以结合自身实际需求进行相机抉择，自主决定是否接受家庭医生签约服务，从而有效行使自主选择权。由此可见，家庭医生签约服务的有效开展离不开政府强制的导向作用，科学合理的制度安排是家庭医生签约服务有效开展的基础保障，但是政府强制具有较强指令性，除非发生重大公共卫生事件，不宜完全交由政府予以执行。[1] 在一般情况下，如果政府完全替代居民进行决策，将难以满足居民多样化需求，居民的服务获得感将会大打折扣，家庭医生签约服务的实际效果亦将明显低于政策预期。

因此，有必要将政府强制与居民自主选择有机结合，实行居民有限选择权，明确政府强制与居民自主选择之间的边界，"政府搭台、机构唱戏"，政府强制仅为居民接受家庭医生签约服务提供基础性保障，并不干涉居民对接受服务与否而进行自主选择的后续决策；在政策将居民"领进门"后，基层医疗卫生机构作为服务主体，需要通过加强卫生服务能力建设，规范开展家庭医生签约服务项目，以优质服务吸引居民后续主动接受家庭医生签约服务。

四 有限选择权下的政策制度安排

政策是促进家庭医生签约服务有效开展的重要基础。制定政策的核心理念是赋予居民有限选择权，保持政府强制与居民自主选择之间边界清晰与合

---

[1] 詹振运、张朝霞：《论传染病防治中人身自由即时强制制度之优化》，《行政与法》2019年第11期。

理平衡，既不能全部由政府强制约束，也不能完全由居民自主选择。在此背景下，如何确保居民全面了解基层医疗卫生机构，以及如何保障居民真正享受到家庭医生签约服务，需要进行统筹考量并做出相应制度安排。

（一）医疗保险制度

目前，我国已经实现基本医疗保险全覆盖。医疗保险制度关系到每个居民的切身利益，并对居民就医行为起着重要的引导作用，同时，医疗保险制度也是"三医联动"的关键一环，对完善医疗服务体系和优化卫生资源配置具有决定性作用。近年来，国家医疗卫生保障部门注重加强医保基金支付方式改革，对于控制医疗费用不合理增长起到了一定作用，但尚未从根本上遏制医保基金支出快速增长势头，其根源在于没有真正形成"三医联动"的良好局面。"三医联动"不仅可以促进医疗保险制度改革，还能保障医疗卫生服务机制有效运行。

科学合理的医疗保险制度可促进家庭医生签约服务的有效开展。在制度安排上，以社区首诊制为基础，通过充分发挥基层医疗卫生机构的基础性作用，实现"小病在社区、大病到医院"；对于确实需要住院治疗的，必须首先由基层医疗卫生机构开具转诊证明，医疗保险统筹基金才予以相应住院费用支付。将基层社区首诊作为医疗保险基金报销的前置条件，可促使居民主动建立健康档案，从而密切居民与基层医疗卫生机构之间的联系，增进居民对家庭医生签约服务的认知，为提高家庭医生签约服务质量创造必要的条件。

家庭医生签约服务全面开展可有效减轻医疗保险基金支付负担。在家庭医生签约服务过程中，注重加强健康知识宣传教育，倡导"未病先防、既病防变"的健康理念，增强居民自我保健意识，进而有效降低慢性病及其并发症发病率。同时，加强基层医疗卫生机构服务能力建设，提高全科医生诊疗水平和服务质量，切实解决居民生活中存在的健康问题，使"急病重病去医院、小病调理在社区"观念深入人心，从根本上转变居民就医观念，有效缓解医院住院诊疗压力，进而减轻医疗保险基金支付负担。

（二）人才选聘制度

基层医疗卫生机构全科医生严重短缺。如果按照每名全科医生服务

2000 人计算，全国共需全科医生 70.6 万名，而 2020 年仅有全科医生 40.6 万名，其中，18.2 万名为经全科医师培训考核合格人员，这些医生的执业类别仍然保持培训之前的内科、外科、妇产科、儿科等专业类别，基本没有将之注册为全科医学专业类别，这使得全科医生更加缺乏。全科医生不仅涉及事务繁杂、收入较低，而且难以再转回原来的执业类别，临床医师缺乏注册为全科医生的积极性。因此，有必要适度提高全科医生的工作待遇，提升全科医生的社会地位，增强全科医生从业积极性，鼓励优秀青年学生报考全科医学专业，并支持经全科医师培训合格的专科医生转岗为全科医生。

优秀人才是开展家庭医生签约服务的关键核心。定向委培全科医学和预防医学专业本科生，对于有志愿毕业后在基层医疗卫生机构从事家庭医生签约服务的，政府财政为其全额负担在校期间学杂费，毕业后签订聘用合同，由区（县）卫生健康部门直接聘用并纳入事业单位编制，指派到城市社区或农村乡镇开展家庭医生签约服务，并妥善解决其职称评聘和社会保障问题。对职业道德高尚、业务水平较高的在职全科医生，经考核后可以纳入事业单位编制，享受相应的工作待遇，以此吸引高水平人才从事全科医学工作，壮大家庭医生签约服务队伍，保障服务人才"招得进、留得住"。

（三）考核评估制度

将居民满意度纳入考核评估指标，确保考核分数基本反映家庭医生签约服务实际效果。当前，家庭医生签约服务主要归入国家基本公共卫生服务项目，将考核评估情况与工作绩效挂钩，考核分数决定着财政经费拨款金额，在一定程度上起到奖优罚劣的作用。但是，仅仅对档案资料或指标值进行考核评估，易于诱发家庭医生的普遍性粉饰资料行为。基于自身经济理性考虑，家庭医生为了应付考核评估可能将大量时间用于完善资料，没有动力和精力再去真正开展实质性服务，从而使得家庭医生签约服务质量大打折扣。因此，有必要将居民满意度作为考核评估的重要指标，综合考虑签约服务数量、健康管理效果、签约居民转诊率等指标，科学核算基层医疗卫生机构的签约服务经费，充分发挥考核评估制度的激励导向作用。

将服务过程作为考核评估重点，真正发挥考核评估的督导作用。现有考核评估只是关注文本资料，而忽略了对服务过程的考察。考核评估并非简单的工作检查，其目的不是扣分，而是为了发现家庭医生对政策的认知偏差，现场解决家庭医生签约服务中存在的问题。每年定期进行集中考核评估，只能看到某个时点的基本情况，以及文本资料所反映的表面情况，不能及时发现家庭医生签约服务过程中存在的潜在问题。通过专家团队不定期地随机到社区走访，不仅可以充分了解居民健康服务需求，还能及时发现家庭医生签约服务中存在的不足，提出相应的改进建议，真正起到督导作用，从而有效提升家庭医生签约服务质量，提高居民参与家庭医生签约服务的积极性。

五　进一步讨论

实行家庭医生签约服务是转变基层医疗卫生服务模式和更好地维护人民群众健康的重要途径，也是有效实施健康中国战略的重要一环。五年来，我国基本实现了家庭医生签约服务全覆盖，但家庭医生签约服务率并不高，普遍存在"签而不约"的现象，从而导致实际签约服务率较低。该问题具有普遍性和系统性，说明在政策设计上存在不足。当前政策规定居民可以自主决定是否接受家庭医生签约服务，家庭医生签约服务的组织、宣传和实施等工作完全由基层医疗卫生机构负责，家庭医生不仅要开展相应服务，还要积极宣传家庭医生签约服务项目，这显然超出了基层医疗卫生机构的能力范围。

家庭医生签约服务在政策设计上强调居民自主选择权，居民可以自主决定是否与家庭医生签订服务协议，在居民普遍倾向于到三甲医院就医而对基层医疗卫生机构存在刻板印象的情况下，这将严重制约家庭医生签约服务的有效开展，从而使得家庭医生签约服务率偏低。此时，需要正确认识居民自主选择与政府强制之间的关系，在居民尚未了解家庭医生签约服务的初始阶段，相关强制政策可使居民近距离接触基层医疗卫生机构，亲身感受家庭医生签约服务带来的好处；在真正了解家庭医生签约服务内容和服务方式后，居民可以结合自身实际需求进行相机抉择，自主决定是否继续接受家庭医生签约服务，从而正确行使自主选择权。

家庭医生签约服务率偏低的根本原因是家庭医生签约服务政策设计不合理，未能为家庭医生签约服务的开展营造良好的制度环境。改进政策的核心理念是赋予居民有限的选择权，保证政府强制与居民自主选择之间界限清晰和合理平衡，既不能全部由政府强制约束，也不能完全由居民自主选择。当前，迫切需要从医疗保险、人才选聘和考核评估等方面进行制度改进和创新，全面实行社区首诊制，并将之作为医疗保险统筹基金报销的前置条件，实现医疗保险基金支出控制和医疗服务体系建设双赢；加大全科医生培养力度，引进优秀人才充实家庭医生签约服务队伍，切实提高家庭医生签约服务水平；强化考核评估的激励导向作用，促使家庭医生将主要精力用于开展服务工作，提高居民的家庭医生签约服务满意度和获得感。

第三节　本章小结

本章从政策制度层面对家庭医生签约服务进行了延展性研究，分析了家庭医生签约服务率偏低问题的症结所在，以期为家庭医生签约服务有效开展营造良好的制度环境。通过建立医方、患者、医疗保险基金三方经济效用方程，应用多元博弈分析法，求取多目标下的帕累托最优解，分析医疗保险制度对家庭医生签约服务质量的影响。分析居民接受家庭医生签约服务的意愿，从制度层面分析家庭医生签约服务率偏低的根本原因，正确认识政府强制与居民自主选择之间的辩证关系，提出科学合理的制度安排，增加居民近距离接触基层医疗卫生机构和家庭医生签约服务的机会。

通过对医疗保险市场博弈过程和患者、医方、医疗保险基金等主要参与者决策行为进行分析，建立相应的经济效用方程，得到的帕累托改进路径是降低住院报销比例、提高住院报销门槛费和按比例报销门诊费用、加大预防保健项目投入，以及完善医疗保险支付制度。一是理顺杠杆调节机制。通过保险精算和方案设计，提高住院报销门槛费和降低住院报销比例，并将"节省"下来的住院费用，适当用于补贴门诊治疗环节，有效引导住院患者转向门诊治疗，从而促进家庭医生签约服务率上升，降低居民患病率并减轻病情严重程度。二是转变居民就医观念。真正的疗效并不是暂时缓解和改善症状，而应是病情好转并最终痊愈，但对于有些疾病尤其是非传染性慢性病，并非越住院越健康，通过健康知识宣传教育，可以帮助居民转变就医观念，促使患者接受门诊治疗，降低就诊患者住院率，促进社区首诊制有效实施。三是培育保健预防能力。医疗保险基金通过将事后保障调整为事前防范，划转部分"节省"下来的住院治疗资金投向保健预防环节，增强全民保健意识，改变患者不良生活方式，坚持"未病先防、既病防变"理念，降低慢性病及其并发症发生率，从根本上减少住院甚或门诊治疗需求。四是强化监督管理职能。医疗保险市场具有保险市场和医疗市场双重属性，医方具有无可替代的权威性，医疗保险基金难以对医方的诊断治疗行为进行实质性监督，应侧重对患者的医疗服务需求进行干预，通过补贴保健预防、引导门诊治疗、提高住院门槛费与患者自费率来影响患者就医行为，从而促使医疗市场供需平衡点下移。五是加强项目横向联系。与全国医药卫生体制改革相结合，提高基层医疗卫生服务能力，推行社区首诊制，有效开展家庭医生签约服务；与国家疾病预防控制职能相结合，降低高血压、糖尿病等慢性病及其并发症发生率，增强居民健康意识，提高居民健康水平；与全国基本公共卫生服务项目相结合，提升家庭医生社会地位，通过国家权威媒体号召居民"急病重病去医院、小病调理在社区"。

通过分析居民接受家庭医生签约服务的意愿发现，家庭医生签约服务率偏低的根本原因是居民对基层医疗卫生机构缺乏全面的认知，家庭医生签约服务政策设计存在不足，没能让居民切身感受到家庭医生签约服务的价值所在。当前是否接受家庭医生签约服务完全决定于居民，正确行使自主选择权是有条件的，需要居民具备相应的认知能力和专业知识。就家庭医生签约服务而言，居民对家庭医生签约服务缺乏必要的了解，所能获得的信息仅限于基层医疗卫生机构的宣传标语和横幅，部分居民对家庭医生签约服务在认识上存在误区。家庭医生签约服务的有效开展离不开政府强制的导向作用，科学合理的制度安排是家庭医生签约服务有效开展的基础保障，政府强制是增加居民体验家庭医生签约服务机会的重要措施，通过制定相应政策增加前置条件，增加居民与基层医疗卫生机构的接触机会，使居民了解和认识家庭医生签约服务内容和服务方式，切身体验到基层医疗卫生机构服务带来的便利。政府强制与居民自主选择之间存在辩证统一性，在居民尚未接受家庭医生签约服务的初始阶段，政府通过相应的制度安排，使居民近距离接触基层医疗卫生机构，亲身感受家庭医生签约服务项目；在真正了解家庭医生签约服务内容和服务方式后，居民可以结合自身实际需求进行相机抉择，自主决定是否签约接受家庭医生签约服务，从而有效地行使自主选择权。

第八章　河北实践经验与启示

河北省是全国最早开展家庭医生签约服务的省份之一。近年来，河北省家庭医生签约服务取得了很大成效，截至 2021 年 10 月，全省已组建家庭医生团队 25135 个，全科医生 1.29 万人，签约居民 3192 万人，平均每名全科医生对应签约居民 2474 人。高血压、糖尿病、老年人等重点人群 2939.92 万人，其中签约 2131.63 万人，签约率为 72.51%；农村建档立卡的贫困人口 138.4 万人，其中签约 138.12 万人，签约率为 99.8%。本章通过全面分析河北省家庭医生签约服务开展情况，总结河北省家庭医生签约服务的主要经验，探寻家庭医生签约服务中存在的问题及其症结所在，为在全国范围内有效开展家庭医生签约服务提供借鉴和参考。

第一节　河北家庭医生签约服务现状

2016 年 11 月以来，河北省贯彻落实党中央、国务院文件精神，密切结合河北经济社会发展实际，积极开展家庭医生签约服务工作，将家庭医生签约服务纳入医药卫生体制改革总体部署，坚持部门联动、统筹施策、精准发力，取得了良好的成效。下文从服务内容、服务形式、资金支持、考核评估、服务满意度五个方面分析河北省家庭医生签约服务发展现状，为进一步归纳总结全省家庭医生签约服务特点和主要经验奠定基础。

一　家庭医生签约服务项目全面开展

家庭医生是由多类别执业医师构成的综合性群体。河北省家庭医生主要包括在基层医疗卫生机构注册的全科医师或助理全科医师，具备全科医疗能力的乡镇卫生院医师、乡村医生和中医类别医师，全科医学专业毕业或经全科医生相关培训合格并选择基层医疗卫生机构开展多点执业的在岗临床医师，经全科医生相关培训合格的中级以上职称退休临床医师。家庭医生签约服务采取团队签约服务形式，每个家庭医生团队至少配备 1 名全科医生、1 名护理人员，并根据居民的健康需求，基于服务协议提供基础性和个性化健康服务。基础性健康服务包括基本医疗服务和公共卫生服务，个性化健康服务是根据居民个体差异化的健康需求提供有针对性的服务。家庭医生签约服务团队严格按照协议内容，为居民提供其所签约的相应服务项目。履约过程中，认真做好健康服务记录，翔实记录履约情况，并经签约双方签字确认。对于无法填写履约记录的特殊情况，采取拍照方式记录履约过程，对于超出家庭医生签约服务团队能力范围而需要转诊治疗的，按照双向转诊制度转诊至上级医院。

从服务内容来看，河北省家庭医生签约服务团队为签约居民主要提供以下服务：一是基本医疗服务，涵盖常见病和多发病的中西医诊治、合理用药、就医指导等；二是公共卫生服务，涵盖国家基本公共卫生服务项目以及规定的其他公共卫生服务；三是健康管理服务，开展健康状况评估，在评估的基础上制订健康管理计划，包括健康管理服务内容、健康管理成效评估等；四是健康教育与咨询服务，根据签约居民的健康需求、季节特点、疾病流行情况等，通过门诊服务、出诊服务、网络平台互动等途径，基于面对面或社交软件、电话等方式提供个性化健康教育和健康咨询；五是优先预约服务，通过互联网信息平台预约、现场预约、社交软件预约等方式，家庭医生签约服务团队优先为签约居民提供本机构的专科科室预约、家庭医生门诊预约、预防接种以及其他健康服务等；六是绿色通道服务，家庭医生签约服务团队对接二级及以上医疗机构转诊负责人，为签约居民开通绿色转诊通道，提供预留号源、床位等资源，优先为签约居民提供转诊服务；七是出诊服务，针对行动不便、符合条件且有需求的签约居民，家庭医生签约服务团队为其居住场所提供家庭病床等服务；八是药品配送与用药指导服务，为有实际需求的签约居民配送医嘱处方药，并给予用药指导服务；九是长期处方服务，家庭医生在保证用药安全的前提下，为病情稳定、依从性较好的慢性病签约患者酌情增加单次配药量，延长配药周期，原则上可开具 4~8 周长期处方，但应当注明理由，并告知患者关于药品储存、用药指导、病情监测、不适随诊等用药安全信息；十是中医药"治未病"服务，根据签约居民的健康需求，在中医医师的指导下，提供中医健康教育、健康评估、健康干预等服务。

从项目宣传来看，河北省注重加强家庭医生签约服务政策宣传。家庭医生签约服务团队将健康宣传教育融入家庭医生签约服务，对签约居民进行健康知识传播和健康生活方式指导，宣传普及健康素养相关知识，提升签约居民及其家庭健康素养。相应地，全省各地结合实际情况，统筹规划适合本地特点的家庭医生签约服务宣传工作，积极开展家庭医生签约服务工作集中宣传报道，为有效开展家庭医生签约服务营造良好的氛围。尤其是在广大农村地区，乡镇卫生院和村卫生室在醒目位置公示家庭医生签约服务的各项政策制度，家庭医生签约服务团队通过发放签约服务联系卡、张贴签约服务门牌等方式，及时、准确地告知签约贫困人口健康扶贫相关政策，确保其知晓政策、求助有门、受助及时，进一步增强签约对象政策知晓率和服务获得感。但遗憾的是，省级官方权威媒体尚未开展具有较大影响力的家庭医生签约服务宣传工作，家庭医生签约服务宣传工作还停留在卫生健康部门"唱独角戏"的阶段。

从服务对象来看，河北省坚持为特殊区域和重点人群提供优质的家庭医生签约服务。对于偏远地区、深山区和无村医的村庄，采取乡镇卫生院负责制，卫生院做好兜底保障工作，明确专人负责履约服务，合理制订工作计划，定期开展履约服务，确保"履约无差别，服务无缝隙"。特殊区域的履约手册分别由乡镇卫生院和签约居民留存。在做好贫困人口中高血压、糖尿病、肺结核、重性精神障碍等四类慢性病人群签约履约服务的基础上，特别关注大病救治后转为慢性病管理的健康扶贫 18 类慢性病人群，结合乡镇卫生院和村卫生室服务能力，做好基本医疗或转诊服务，满足慢性病人群健康服务需求。与此同时，河北省探索扩大特殊群体家庭医生签约服务范围，开展残疾人家庭医生签约个性化服务，出台六类残疾人个性化服务标准，对精神残疾、智力残疾等特殊人群实行"双签双扶"，确保特殊人群遇到困难时有人管、有人帮、有人照顾。调查发现，河北省家庭医生签约服务已经在广大农村地区全面开展，并且呈现出农村居民家庭医生签约服务率显著高于城市居民的特点。

二 家庭医生签约服务形式逐渐标准规范

河北省家庭医生签约服务主要由本省各类基层医疗卫生机构提供，鼓励社会办基层医疗卫生机构结合实际开展相应签约服务，要求承担签约服务的医疗卫生机构依法取得《医疗机构执业许可证》，并配置与签约服务相适应的人员及设施设备，每一个家庭医生团队至少配备1名全科医生和1名护理人员，部分地区将家庭医生签约服务融入医联体建设，三级医院执业医师以巡诊专家形式加入家庭医生签约服务团队。一些地区家庭医生积极贯彻落实社区首诊制和双向转诊制，在家庭医生签约服务中密切与居民之间的联系，了解群众健康状况，以家庭医生签约服务团队为纽带，与上级医院建立双向转诊绿色通道，及时上转危难急重患者，精准对接下转稳定期患者，提高转诊服务保障能力。在家庭医生签约服务过程中，河北省注重对家庭医生签约服务形式进行调整，家庭医生签约服务逐渐标准化、规范化。

家庭医生签约服务团队与居民之间的联系密切。家庭医生签约服务团队结合当地医疗卫生服务水平及辖区居民存在的主要健康问题，因地制宜地开展家庭医生签约服务政策宣讲工作，签约前让居民了解家庭医生签约服务内容和服务方式。充分利用各种信息传播媒介，提高居民健康服务知晓率，准确把握宣传口径，让居民理解现阶段家庭医生签约服务的内容与标准，合理引导居民预期，有序组织居民参与家庭医生签约服务工作。宣讲活动主要在基层医疗卫生机构或社区公共场所举办，宣讲内容包括家庭医生签约服务的主要目标、服务内容、签约流程、居民的权利和义务、服务费用等。基层医疗卫生机构负责协调街道办事处、派出所等相关部门，并为家庭医生签约服务团队开展宣讲活动提供必要的后勤保障。在开展基本医疗、预防接种、妇幼保健、健康体检、健康教育等服务过程中，根据签约居民的健康需求，提供相应的健康指导和咨询服务。

家庭医生签约服务协议公开透明并提前公示。将家庭医生签约服务协议作为开展健康服务的约束性文件，居民向家庭医生提出健康服务需求，家庭医生向居民介绍自身所能提供的服务内容，双方本着自愿原则签订家庭医生签约服务协议。家庭医生签约服务团队主要采取现场签约和线上签约两种方式。现场签约是常见的家庭医生服务签约方式，与居民面对面完成签约，明确家庭医生签约服务范围，向辖区居民介绍家庭医生签约服务内容，协助居民理解家庭医生签约服务内容及双方的权利和义务，帮助居民完成身份核实验证，采集签约居民健康信息并完善签约服务档案，最后由家庭医生签约服务团队与居民签订服务协议。线上签约也称电子化签约，是指基于网络平台签订家庭医生签约服务协议，首先是公示家庭医生签约服务团队成员信息，包括姓名、照片、职责、职称等基本信息；其次是网上公示签约服务包，介绍家庭医生签约服务团队能够提供的健康服务项目和服务内容，向居民发出服务要约；再次是居民通过家庭医生签约服务 App 居民端进行注册，完善个人信息，包括姓名、身份证号码、居住地址、联系方式等，并提供身份证扫描件或照片、个人签名扫描件或照片，加设个人签约密码，由系统进行身份认证；最后是家庭医生签约服务团队对居民的签约申请进行审核，与签约居民进行线上或线下沟通，确认签约服务内容，生成由家庭医生与居民共同签名的家庭医生签约服务协议书，完成电子化签约过程。该服务协议具有约束性，家庭医生严格按照协议内容为居民提供相应的服务项目。

实行家庭医生签约服务片区负责制度。家庭医生签约服务团队仅能为片区范围内居民提供服务，在居民自愿前提下，家庭医生与居民签订健康服务协议，居民可以免费享受基础服务包中的服务项目，对于基础服务包之外的个性化项目需求，签约居民应按照协议规定缴纳一定金额的健康服务费。家庭医生签约服务团队向签约居民发放联系卡或手册，方便居民联系家庭医生，并作为后续服务的身份凭证，在签约后 15 日内，为服务对象建立完善的健康档案，根据服务对象的具体情况列明问题清单、制订健康管理计划。协议期内，如果签约居民因常住地址发生变动而迁出服务片区范围，在居民知情同意的前提下，由迁入地的家庭医生签约服务团队续签并接续履约；如果因签约居民死亡导致家庭医生签约服务团队无法正常提供服务的，家庭医生协助做好死亡登记上报以及户籍注销事宜，协议自动终止。家庭医生签约服务协议期限为1年，一年一签，服务期满，居民可自主决定是否与家庭医生签约服务团队续签协议。

三　家庭医生签约服务经费得到充分保障

为保障家庭医生签约服务工作稳步推进，各地财政部门规范落实家庭医生签约服务经费，明确签约服务经费标准，按照签约服务内容、服务标准和服务人数，向家庭医生签约服务团队和基层医疗卫生机构拨付服务经费。省级财政和卫生健康委等部门采取有效措施，保证家庭医生签约服务经费按时足额到位。近年来，全省家庭医生签约服务经费呈现逐年增长趋势，2021年的人均签约服务费达到75元，其资金来源主要包括医疗保险基金、财政专项经费和签约居民付费等，除个性化服务项目外，居民可以免费接受家庭医生签约服务。

医疗保险基金可以充分发挥导向作用，引导参保人员优先选择在基层医疗卫生机构就医。医保基金负担的签约服务费用专项支付给家庭医生签约服务团队，不计入签约服务包费用和签约服务团队所在医疗机构的绩效工资总额，在人均75元签约服务费中，由医疗保险基金出资20元。针对签约居民普通门诊、门诊特殊病种、住院起付线、报销比等制定优惠政策，门诊不设起付线，门诊特殊病种报销比例提高5个百分点，住院报销比例提高2个百分点，经家庭医生签约服务团队转诊至医联体、医共体等进行的门诊检验、影像类检查项目和日间手术，参照首诊基层医疗卫生机构医疗保险政策支付费用。通过发挥医疗保险基金的杠杆作用，实行差异化的医疗保险支付政策，实现基层医疗卫生机构与二级及以上医院用药衔接。在"合理、安全、有效"的前提下，对病情稳定、依从性较好的贫困人口中的慢性病签约患者，酌情延长单次配药量，引导签约居民到基层医疗卫生机构就诊，降低慢性病患者医疗负担，满足贫困人口中的慢性病签约患者的用药需求。

签约服务费是家庭医生签约服务团队与居民建立契约关系、在签约周期内履行相应责任所产生的费用，是家庭医生签约服务团队所在基层医疗卫生机构收入的组成部分，按照"两个允许"的要求用于支付人员薪酬，体现多劳多得，将七成以上签约服务经费用于家庭医生签约服务团队，并根据服务数量、服务质量、居民满意度等情况进行合理分配，体现家庭医生作为"健康守门人"和"费用守门人"的价值。家庭医生签约服务获得了财政、扶贫、残联等部门支持，为拓宽家庭医生签约服务筹资渠道，各地扶贫办统筹协调有关部门，设立贫困人口慢性病签约专项经费，用于补助签约服务费中需签约居民个人承担的部分，适当减轻贫困人口的经济负担，提高贫困人口参与家庭医生签约服务的积极性。一些地区还探索建立了面向贫困人口的健康扶贫补充保险制度，拓宽家庭医生签约服务筹资渠道，及时落实相关医疗救助政策，进而形成政策叠加效应。

四　签约服务考核评估制度得到有效落实

考核评估制度是保障家庭医生签约服务质量不断提升的重要措施。河北省家庭医生签约服务工作实行领导包联责任制，各地市建立了家庭医生签约履约服务县、乡、村"三级包联"责任制度和督导检查制度。通过开展督导检查工作，层层传导压力，逐级压实责任，建立签约服务网络，县级卫生健康部门领导干部包联乡镇，乡镇卫生院干部职工包联村，村卫生计生专干和村医包联到户。各地把包联任务分解到人，制定任务分工表，明确工作职责和工作范围，实现签约一人、履约一人、做实一人。县、乡两级动态掌握乡镇签约居民信息变动情况，重点检查签约协议书和履约记录填写是否规范，并通过抽检抽查、不定期走访签约居民等方式，检查履约行为是否真实有效，及时发现家庭医生签约服务中存在的突出问题，提出整改意见，督促抓好落实。

家庭医生签约服务考核方案由省级卫生健康部门制定，由县级卫生健康、财政等部门对基层医疗卫生机构签约服务工作进行考核，建立县、乡、村三级包联工作台账，详细记录包联乡（村、户）基本情况、督导检查情况、隐患排查整改情况。定期开展工作督导检查，针对督导检查中发现的问题，及时进行整改，并组织"回头看"活动，完善相应政策措施，进一步规范家庭医生签约履约服务。基层医疗卫生机构负责健全服务信息反馈机制，完善家庭医生签约服务管理考核奖惩制度，考核结果同家庭医生服务团队及其成员绩效工资挂钩，有效提高家庭医生签约服务质量。

在绩效考核评估上，将贫困人口家庭医生签约服务工作的职责逐条细化分解到各级卫生健康部门和相关医疗卫生机构，完善考核评估工作机制，保障考核评估规范化、科学化，列出清单，建立台账，认真开展指标监测，定期开展工作评估，准确掌握工作进展，在此基础上，逐项督导、逐项落实、逐项销号，确保各项工作任务保质保量按期完成。县、乡、村三级逐级签订家庭医生签约服务承诺书，实行职责分工台账式管理和考核评估，制定信息共享、联席会议、月例会、包联督导、工作奖惩等一系列保障措施，确保实现对贫困人口的家庭医生签约服务全覆盖。

五　居民获得感在签约服务中得到充分重视

增强签约居民服务获得感是河北省家庭医生签约服务工作的主要目标。近年来，河北省结合自身服务能力及资源配置情况，合理确定家庭医生签约服务任务目标，在稳定签约数量、巩固覆盖面的基础上，将工作重点向提质增效转变，以签约居民健康需求为导向，做实做细家庭医生签约服务工作，着力落实家庭医生签约服务政策，更加重视服务实效，更加关注特殊群体需求，有效提升签约服务质量和群众健康水平。积极探索家庭医生签约服务的新路径，鼓励社会力量积极参与，采取有效措施满足居民多样化需求，使签约居民对家庭医生签约服务更加满意。

家庭医生签约服务更加重视服务实效。加强县级医院对家庭医生签约服务能力的支撑作用，按照签约服务内容及其标准规范，做好老年人、慢性病患者等重点人群的健康管理，通过深入剖析家庭医生签约服务中存在的主要问题，以问题为导向，组织开展全省家庭医生签约服务专项培训，加强家庭医生签约服务政策解读和常见病、多发病诊治业务指导。依托基层医疗卫生人才能力提升培训项目，采取线上线下相结合、现场与远程相结合的形式，对全省家庭医生开展了两轮省级培训，累计培训家庭医生 10 万余人次。遴选 2527 个实践培训基地，采取案例分析、临床带教、小班教学的方式对 16365 名家庭医生进行了培训，综合提升家庭医生对常见病、多发病的诊断治疗能力。根据不同服务人群设计多层次、多类型的个性化签约服务包，采用手机客户端、微信等方式，提供在线预约、在线咨询及健康教育等服务，满足居民多样化的健康服务需求。

家庭医生签约服务特别关注特殊群体需求。扎实开展"4+6"慢性病服务，对高血压、糖尿病、肺结核、严重精神障碍等四种慢性病人群进行科学化、规范化管理，对脑血管病、冠心病、慢阻肺、重型老年慢性支气管炎、骨关节、类风湿关节炎等六种慢性病人群发放健康教育处方。同时，对精神残疾、智力残疾等特殊人群实行"双签双扶"，即签约协议书由家庭医生签约服务团队或乡镇卫生院指定签约医生和乡村医生与签约居民实行双重签约，进一步拓宽群众咨询、问诊渠道，为签约居民提供双重签约保障。指定专人负责辖区贫困人口家庭医生签约服务相关信息收集报送工作，搭建家庭医生与签约贫困人口的在线交流互动平台，提供在线签约、预约、咨询、健康管理、慢性病随访、报告查询等服务，确保签约履约工作落实到位。

第二节　河北实践经验与主要成效

近年来，河北省积极开展家庭医生签约服务工作，加大家庭医生签约服务政策宣传力度，加强基层医疗卫生服务体系建设，优化家庭医生签约服务制度设计，规范签订家庭医生签约服务协议，注重落实家庭医生签约服务政策，引导居民积极参与家庭医生签约服务，在家庭医生签约服务中积累了丰富经验，有效促进了家庭医生签约服务质量提升，其中的一些经验做法值得借鉴和推广。

一 加大家庭医生签约服务政策宣传力度

有效利用各级政府宣传资源，以多种方式开展全方位、立体化宣传教育工作，利用传统媒体、新兴媒体，广泛开展家庭医生签约服务政策解读活动，营造有利于政策落实的社会氛围。充分利用村务宣传栏和农村大喇叭广播等宣传手段，有针对性地宣传家庭医生签约服务优惠政策等相关内容，使家庭医生签约服务政策深入人心。同时，积极拓宽宣传渠道，构建全方位、立体化宣传网络，充分利用报纸、广播、电视等传统媒体和微信、微博、网站等信息媒介广泛开展家庭医生签约服务宣传工作，扩大宣传覆盖面。采取现场咨询、签约等方式，结合"5·19世界家庭医生日"开展主题宣传活动，让群众真正了解家庭医生签约服务带来的好处，进一步提高居民对家庭医生签约服务政策的知晓率。

围绕"携手家庭医生、共筑健康生活"主题，专门印制宣传海报、宣传折页和宣传手册等资料，在各级医疗机构、机关单位、小区等群众集中的地方悬挂横幅、张贴海报，广泛开展家庭医生签约服务宣传活动。坚持创新发展工作理念，制作系列广播剧《家庭医生来敲门》，充分展现家庭医生作为群众全生命周期"健康守门人"的重要作用，在河北广播电视台经济频率和农民频率播出，受众110多万人次，录制广播剧主题曲《把幸福唤醒》MV，被新华网、健康中国、河北发布微信公众号等多个新媒体平台及广播频道转发。

在家庭医生签约服务中，倡导科学健康理念，总结经验，树立典型。临西县在健康宣讲、健康体检、健康干预等"治未病"上下真功夫，在实现群众"少生病"上出实招，在帮助贫困群众"除病根"上做大文章，群众的健康观念开始由"抗病托病"向防病治病转变、由治大病向治慢病转变、由治已病向治未病转变、由防病治病向注重健康生活转变，群众健康服务获得感和满意度明显提升。国家卫生健康委曾组织专家学者到该县进行专题调研并给予充分肯定，中央电视台新闻联播也对其进行了专题报道。

二　加强基层医疗卫生服务体系建设

全省各地市积极加大专项资金投入，加强服务基础设施建设，探索建立村卫生室运行保障机制，馆陶、涉县等 66 个县将村卫生室运维费纳入财政预算予以保障，康保、张北等 10 个深度贫困县实施了 78 个深度贫困村村卫生室建设项目。文安县财政投入专项资金 1 亿多元，对全县乡镇卫生院房屋和设备设施进行改造提升，配备必要的诊疗设备；广平县、临西县在贫困村建设"健康小屋"，由乡镇卫生院派出的全科医生、健康指导师等组成家庭医生签约服务团队，为村民开展健康咨询和诊疗服务，并进行有针对性的健康指导。

全面加强以全科医生为重点的基层医疗卫生人才队伍建设，采取线上线下相结合、现场培训与远程培训相结合的形式，先后开展了基本公共卫生绩效评价、基层医疗卫生人才能力提升、高血压/糖尿病专项业务等方面培训，截至 2021 年，累计培训 46 万人次，基层医疗卫生机构对常见病、多发病、慢性病的诊疗能力进一步提升。同时，河北省专门制定了《家庭医生签约服务工作培训方案》，明确各级卫生健康部门和医疗卫生机构的培训职责及培训内容，与政策落实同步，配套推进培训工作，为家庭医生签约服务工作提供基础保障。针对家庭医生签约服务中的难点，特别是针对贫困人口接受家庭医生签约服务时存在的突出问题，专门举办全省家庭医生签约服务工作培训班，保证家庭医生了解相关政策，为提供优质的健康服务创造条件。

按照国家卫生健康委和国家中医药管理局统一部署，河北省根据实际情况，制定"优质服务基层行"活动方案，针对个别偏远、居住分散的村庄，采取上级医务人员巡诊、坐诊或委托邻村卫生室代管等方式，有效解决了村庄无村医、群众就医不便等问题。承德市创新性实施"雨润工程"，由市、县两级医疗机构选派 500 名拟晋升中、高级职称的医务人员组成下基层医师团队，精准帮扶 200 多个基层医疗卫生机构，帮助贫困地区医疗卫生机构提升医疗服务能力，为村卫生室健康发展开辟了新途径，为全面优化基层就医环境进行了有益尝试。

三　优化家庭医生签约服务制度设计

完善的制度体系是家庭医生签约服务工作顺利开展的重要保障。河北省结合实际情况，针对各地反映和调研发现的突出问题，多次出台关于家庭医生签约服务工作的专门文件，统一签约标准，规范履约行为，在突出工作重点的同时打造工作亮点，建立健全家庭医生签约服务制度体系，为有效开展家庭医生签约服务保驾护航。

建立贫困人口特殊人群"双签双扶"制度，将贫困人口作为家庭医生签约服务的重点服务对象。对于精神残疾、智力残疾，且法定监护人（或指定监护人）年龄超过60岁或法定监护人也为精神残疾、智力残疾的，实行"双签双扶"，即在签约的基础上，参照家庭医生签约服务协议，乡镇卫生院指定专人与签约居民再签订一份协议书，协议书填写驻村工作人员、法定监护人（或指定监护人）联系方式等信息，实行双重签约保障。同时，建立县、乡、村三级家庭医生签约服务责任制，将签约服务工作责任逐级分解，保障家庭医生签约服务工作有条不紊地开展。截至2021年10月，全省建档立卡贫困人口的家庭医生服务签约率达到99.8%，基本实现家庭医生签约服务全覆盖。

河北省残疾人个性化签约服务工作已走在全国前列。针对全省残疾人口健康现状和致残原因，将残疾康复融入家庭医生签约服务政策进行部署，将残疾人个性化服务作为家庭医生签约服务工作的亮点。自2018年开始，河北省卫生健康委与省残联密切合作，及时启动残疾人家庭医生签约个性化服务工作，出台了六类残疾人个性化服务规范标准，开展残疾人康复指导试点，着力打造一批康复业务精、服务能力强、辐射作用大的基层医疗卫生机构，逐步形成了具有河北特色的残疾人个性化家庭医生签约服务方案，这些做法得到了全国残疾人联合会和国家卫生健康委领导的充分肯定。

另外，明确县、乡两级包联人员责任，加强对家庭医生签约服务团队的监督，密切关注履约到位情况，发现签约服务团队随意减少服务项目或频次的，及时向上级包联人员报告。县级卫生健康部门建立快速调查处理机制，及时准确地调查包联人员反馈信息，一经查实，严肃追究基层医疗卫生机构、家庭医生签约服务团队负责人和相关人员的责任。如果被上级部门发现此类问题，而包联人员未报告的，严肃追究包联人员责任。

四 规范签订家庭医生签约服务协议

全省各地市按照《关于规范河北省家庭医生签约服务工作的通知》要求，科学合理规划签约服务流程，确定签约服务工作方式，明确签约服务内容、服务方式，以及签约双方的责任、权利、义务。签约居民不识字、肢体残疾、视力残疾的，签约医生当面向其宣读或讲解协议内容，协议书中乙方签字可采取捺手印的方式代替签字，肢体残疾的可由家属代签。0~6岁儿童、精神残疾、智力残疾的，家庭医生向其法定监护人讲解协议内容。乙方签字由法定监护人代签，注明代签及代签原因，如法定监护人不识字，可采取捺手印的方式代替签字。对于年老或疾病原因，不能到基层医疗卫生机构签约的，家庭医生签约服务团队主动上门签约；对于临时外出务工的人员，家庭医生负责联系到本人，尊重个人意愿，确认需要签约的，由留守家属代为签字。

严格按照《关于规范河北省家庭医生签约服务工作的通知》要求，加强家庭医生签约服务协议书管理。签约协议书一式三份，城市社区分别由社区卫生服务站、家庭医生签约服务团队、签约居民各留存一份，农村地区分别由乡镇卫生院、家庭医生签约服务团队、签约居民各留存一份，保证签约居民和家庭医生均持有协议书。对于65岁及以上老年人，以及精神残疾、智力残疾或法定监护人为65岁及以上老年人或不识字的，村级包联人员帮助签约居民采取单独存放、集中保管等方式，妥善留存协议书，防止发生遗失问题。

家庭医生根据签约居民实际情况并结合其个人意愿和家庭医生签约服务团队的服务能力，合理确定服务包类型，帮助签约居民选择健康服务包。同时，特别关注65岁及以上老年人与精神残疾、智力残疾人群的健康状况，向其法定监护人提出选择健康服务包的合理化建议，结合基层医疗卫生机构资质条件，积极为签约居民提供适宜的健康服务建议，并做好健康服务包内容解释和优惠政策讲解工作，帮助签约居民选择适合的健康服务包，当签约居民选择个性化服务包时，签约医生负责做好收费标准和服务期限提示工作。

五　注重落实家庭医生签约服务政策

政策措施是否落实到位是真正完成家庭医生签约服务任务的关键。家庭医生按照协议书内容和签约居民所选服务包项目自觉开展服务，强化家庭医生签约服务团队责任意识和服务意识，不得随意减少服务项目和服务频次。家庭医生按照"一户一计划、一病一方案"的原则，为贫困户制定健康扶贫计划方案，结合贫困人口的实际情况，定期为签约居民提供基本医疗、公共卫生、健康访视、送药、健康指导等服务。对于年岁已长或因疾病原因无法到基层医疗卫生机构接受免费体检的居民，乡镇卫生院集中组织相关人员，上门服务；对于因事出门或外出务工的居民，予以登记造册，记录人员姓名、住址、应体检时间等信息，待外出人员返回后，再与乡镇卫生院预约接受家庭医生签约服务相关事项。

家庭医生签约服务工作完成后，需要规范填写履约记录，并经居民和家庭医生双方签字确认。对于无法填写履约记录的特殊情况，采取拍照方式记录履约过程。履约记录按表格内容完整规范填写，"服务记录"栏填写临床症状、相关检查数据等健康信息；"处理意见"栏填写用药、治疗、健康指导、干预措施及其执行情况，对于超出签约团队服务能力需要转诊处理的，填写明确的转诊处理意见，并追踪了解后续治疗情况。除公共卫生服务项目外，对于签约居民的基本医疗服务也需及时填写履约记录。签约居民不识字、肢体残疾、视力残疾的，采取捺手印或家属代替签字的方式。

对于偏远地区、深山区和无村医村庄，实行卫生院负责制，乡镇卫生院做好兜底保障工作，明确专人负责履约家庭医生服务工作。合理制订工作计划，定期开展履约服务，乡镇卫生院做好家庭医生现场服务的组织保障工作，确保"履约无差别、服务无缝隙"。特殊区域的履约手册分别由乡镇卫生院和签约居民留存。各地市在做好贫困人口中高血压、糖尿病、肺结核、重症精神障碍四种慢性病人群签约履约工作的基础上，特别关注大病就医后转为慢性病管理的健康扶贫十八种慢性病人群，结合乡镇卫生院和村卫生室服务能力，做好基本医疗和转诊服务。

第三节　服务过程中存在的主要问题

近年来，河北省家庭医生签约服务工作取得了很大成效，在一定程度上增强了群众科学健康理念，促进群众健康水平提升。但毋庸讳言，在家庭医生签约服务实际工作中还存在一些短板，与签约服务规范标准和群众的健康需求还有一定的差距，制约了家庭医生签约服务的全面有效开展，迫切需要找到导致这些问题的根本原因及其症结所在，进而有针对性地制定相应政策和采取相应措施。

一是基层医疗卫生服务能力不足。基层医疗卫生服务能力是家庭医生签约服务开展的重要保障。工作环境差、待遇低、职业成长空间小，导致基层医务人员"引不进、留不住"现象普遍存在，基层医疗卫生人才严重匮乏，乡镇卫生院医护人员不足，专业技术人员匮乏，乡村医生队伍老化，基层医疗卫生服务能力不能满足签约居民的健康需求。目前，全省城市社区卫生服务机构的高级职称人员仅占8.5%，农村乡镇卫生院的高级职称人员占比不足2%，本科以上学历人员占比不到7%。近年来，全省新增卫生技术人员中，有73%的流向医院，只有27%的流向基层医疗卫生机构。再加上，基层基本公共卫生事务繁重，导致家庭医生签约服务团队履约压力较大，服务能力不足，难以满足群众多样化的健康需求，家庭医生作为健康"守门人"的作用难以得到真正发挥。

二是政策宣传效果有待进一步提升。目前河北省利用报纸、广播、电视等传统媒体和微信、微博、网站等信息媒介开展家庭医生签约服务宣传工作，对推进家庭医生签约服务工作起到了积极作用，但宣传主体不明确，宣传力度不足，宣传影响力有限。当前，家庭医生签约服务团队是政策宣传的主体，服务团队在签约之前积极开展政策宣传，但其在宣传方面不具有权威性，缺乏政府宣传部门和权威媒体的参与，不能保证全体居民了解家庭医生签约服务政策，部分居民仅仅是知道有这项服务，但对家庭医生签约服务内容缺乏了解，从而使得家庭医生签约服务政策宣传难以达到预期效果。

三是签约履约服务尚未完全落实到位。近年来，全省家庭医生签约服务率持续上升，但"签而不约"、履约不规范问题较为突出。当前，家庭医生签约服务协议中服务内容过多，制定的政策目标偏高，在规定时间内，难以按照服务标准保质保量完成，家庭医生签约服务团队的签约履约只能流于形式，在未做任何服务的情况下，刷取身份证后，自行填入相应的健康服务信息。另外，家庭医生签约服务内容设置并没有以居民健康需求为导向，部分居民签订服务协议并非出于自愿，而是经由熟人引荐、朋友推介和社区动员，在尚未充分了解家庭医生签约服务政策的情况下，匆匆签订了协议，甚至在不需要这些服务的情况下，出示身份证配合基层医疗卫生机构完善签约履约信息，从而使得家庭医生签约服务效果大打折扣。

第四节　主要启示

通过对河北省家庭医生签约服务开展情况进行分析，可以发现，家庭医生签约服务具有特殊性，同时也存在一定规律性。当服务供给基本满足居民需求时，居民参与家庭医生签约服务工作的积极性较高，家庭医生签约服务也会取得良好的效果。因此，从河北省家庭医生签约服务实践中可归纳总结出一些具有借鉴意义的经验和做法，主要有以下三个方面。

一　以健康需求为导向是开展家庭医生签约服务的起点

在家庭医生签约服务过程中，服务供给与需求不平衡始终是其主要矛盾。促进签约服务供需平衡是提高家庭医生签约服务质量的重要抓手，保持服务供需动态平衡是开展家庭医生签约服务的起点和归宿。当服务供给能够基本满足居民需求时，居民的健康水平和生命质量较高，家庭医生签约服务将带来良好的社会效益；当服务供给不能满足或适应居民需求时，家庭医生签约服务将难以收到预期效果，居民获得感不强。家庭医生签约服务供给不能满足居民需求主要是由结构性供给不足造成的，即便服务供给量很大，但由于未能充分考虑社会经济和居民生产生活方式变化，依然不能满足居民健康需求，服务质量将大打折扣。家庭医生签约服务供需平衡是一个动态过程，经济社会发展和居民健康意愿是重要的扰动因素，将使家庭医生签约服务供需关系从一个平衡状态运行到下一个平衡状态，此时的再平衡是平衡状态的螺旋式上升，家庭医生签约服务质量和居民健康水平将在此过程中得以有效提升。

从家庭医生签约服务供给需求平衡角度来看，当前的家庭医生签约服务供需矛盾属于供给相对性不足，并突出地表现为家庭医生签约服务供需结构性失衡，主要体现在两个方面：一是供非所需，服务主体确实提供了服务内容，但并不是居民所需要的，形成事实上的供需错位，因此，有必要从居民的健康需求出发，有针对性地提供相应的服务内容，才能收到良好的效果。二是需无以供，居民需要便捷地获得家庭医生签约服务，但受限于政策制度和服务环境，家庭医生难以满足，特别是失能人口和重大疾病患者的健康服务需求。事实上，如果家庭医生签约服务不能转化为有效供给，很多服务内容流于形式，将造成大量服务资源浪费，在设计服务项目或制定相关政策时，需要从居民健康需求视角考察家庭医生签约服务内容，有针对性地改进和调整家庭医生签约服务供给结构，促进家庭医生签约服务实现供需动态平衡。

引导居民健康服务需求是促进家庭医生服务供需平衡的重要方面。居民往往认为互联网是高科技，其宣传的健康知识自然是科学可靠的，反而对基层医疗卫生机构的健康知识宣传和家庭医生的健康指导持怀疑态度，这不仅导致家庭医生签约服务不被认可，也会给居民健康带来严重危害。从服务方式来看，当前家庭医生签约服务主要采取"坐堂医"方式，居民对家庭医生签约服务政策缺乏全面了解，对基层医疗卫生机构和家庭医生的服务能力缺乏准确认知，家庭医生与居民之间存在严重的信息不对称问题。当前，国家和地方财政在基本公共卫生和家庭医生签约服务方面的投入较大，所提供的服务内容也较为丰富，但对于偏重医疗技术服务，健康宣传教育和健康咨询服务有所弱化，未能形成社会全面参与的健康服务氛围。国家卫生健康部门和官方权威媒体在家庭医生签约服务政策宣传中起着不可替代的作用，直接影响着居民对基层医疗卫生机构和家庭医生服务能力的认识，并可以从根本上改变居民对基层医疗卫生机构的刻板印象，因此，充分重视并发挥权威部门的推介作用是有效开展家庭医生签约服务的重要基础。

二 基层医疗卫生机构是开展家庭医生签约服务的主体

基层医疗卫生机构是我国医疗卫生体系的重要组成部分，城市和农村分别设有社区卫生服务站和村卫生室，目前已经基本实现了村村设有卫生室、城市步行 15 分钟服务圈。除常见病等基本治疗外，基层医疗卫生机构主要承担国家基本公共卫生服务项目，服务内容分为健康教育、预防接种、传染病防治、老年人保健、慢性病管理、重性精神疾病管理等 13 大类 42 小项，其中，健康教育涉及慢性病及其并发症、老年中医体质辨识、结核病防治等方面的健康知识，家庭医生签约服务包括基本医疗和公共卫生服务，并已经融入全国基本公共卫生服务项目。基层医疗卫生机构承担基本医疗、公共卫生服务及卫生健康部门部署的各项工作，负责为全体居民提供全周期、全方位的健康服务，涉及辖区内所有居民，但以婴幼儿、孕产妇、慢性病患者和老年人等重点人群为主，基层医疗卫生机构不仅负责开展具体健康服务，还是卫生健康服务的基层网络和前沿阵地，对于贯彻落实国家卫生健康相关政策起着重要作用。

基层医疗卫生机构具有卫生行政部门颁发的执业资质。一般情况下，基层医疗卫生机构采取"坐堂医"方式，为前来就诊的居民开展诊疗服务，在诊疗过程中开展公共卫生服务，"一对一"地为居民提供健康知识教育和健康指导服务，不能形成规模效应，难以达到预期服务效果。基层医疗卫生机构也经常组织"进社区、进家庭"活动，但会出现 3~5 名医护人员到社区义诊半天时间，仅有两位居民接受服务的现象，其可能的原因是，各类非正规医疗机构和保健品商家打着健康讲座和免费体验的幌子，诱骗居民接受所谓健康服务，不少居民曾上当受骗，所以，当基层医疗卫生机构举办社区义诊时，居民误认为基层医疗卫生机构是为了赚钱，不敢轻易相信或接受家庭医生上门服务。这就需要提高家庭医生的服务能力，采取多种形式的业务培训，有针对性地学习相关专业知识，增强家庭医生宣教内容的权威性，并从医联体上级医院抽调精干力量加入家庭医生签约服务团队，定期开展健康知识下基层活动，使家庭医生签约服务政策真正入脑入心。

基层医疗卫生机构是健康服务的"最后一米"。相较于医院和疾病预防控制部门，基层医疗卫生机构与居民之间的联系最为密切，主要负责基本医疗、健康教育、预防保健等，在诊治常见病、多发病的同时，开展健康教育和预防保健服务，有效增强居民保健意识，改变居民不良生活方式。也就是说，基层医疗卫生机构在开展健康教育等咨询服务方面具有天然优势，能够有机地将家庭医生签约服务纳入"健康中国2030战略"，将家庭医生签约服务融入国家基本公共卫生服务项目。基层医疗卫生机构承担着卫生健康相关的各项服务工作，家庭医生主动上门提供健康服务时，有时会吃"闭门羹"，反映了基层医疗卫生机构在提供服务过程中处于弱势地位，这就需要政府职能部门或相关政策制度给予赋能、赋权，将家庭医生签约服务政策融入人力社保、教育培训、医疗保险等相关制度，将家庭医生签约服务作为这些制度落实的前置条件。

三 相关部门协调配合是开展家庭医生签约服务的基础

家庭医生签约服务是一项系统性社会工程。卫生健康部门是医药卫生体制改革的主导者，但仅能在家庭医生签约服务具体业务上给予指导。家庭医生签约服务不是靠单一部门就能完成的，需要建立多部门、多领域全面合作机制，对相关管理制度进行完善，有效解决政府部门职责边界不清和基层医疗卫生机构赋能不足等问题，主要涉及卫生健康、财政、宣传、教育、医疗保险等政府部门，包括医疗卫生、财政预算、宣传倡导、教育培训、人才选聘、医疗保险等多项政策，形成政府部门"统一思想、齐抓共管"格局，从而为开展家庭医生签约服务营造良好的政策环境，推动家庭医生签约服务有效开展，提高居民的健康素养，提升居民的健康水平和生活质量。

财政部门负责家庭医生签约服务专项经费核算与拨付。当前，家庭医生签约服务是基层医疗卫生服务机构开展的一项重要工作，形成了具有自身特点的健康服务体系，其服务内容包括基本医疗和公共卫生服务，前者收取诊疗费用，后者来源于财政拨款，基层医疗卫生机构一般在诊疗过程中开展公共卫生服务，而且，诊疗能力对公共卫生服务效果有一定提升作用。另外，公共卫生服务与妇幼保健、预防免疫、传染病防治等国家基本公共卫生服务项目有很多重叠和交叉，可将家庭医生签约服务融入国家基本公共卫生服务项目，与基本公共卫生服务同安排、同部署。根据事权、财权对等原则，财政部门按新增服务量进行核算，在原有基本公共卫生服务补贴基础上予以适当增加，并从财政预算中列支。

宣传部门负责管理家庭医生签约服务宣传阵地。当前开展健康知识宣传的主体较多，但缺乏有效管理和监督，一些健康教育内容不科学、不严谨，在一定程度上误导了居民健康行为，需要宣传部门严格审核健康教育内容，统一健康理念，规范健康宣传内容。另外，宣传部门还可同时发挥传统媒体和新媒体的积极作用，加强对基层医疗卫生机构和家庭医生签约服务能力的宣传，倡导居民积极参与家庭医生签约服务工作，将科学实用的健康知识传递给居民，认真审查报纸、电台、电视台等传统媒体的健康栏目、健康热线、健康节目以及门户网站健康频道的健康内容，坚决清理非法医疗广告，对未达到卫生健康管理规范标准的，坚决关停并予以取缔，肃清健康知识宣教阵地。

教育部门负责基层医学专业技术人才培养培训，是提升家庭医生签约服务能力的动力源泉。一是在校学历教育。调整医学院校相关专业培养方案，开设临床医学、预防医学、康复医学及人文社会学等课堂，提高基层医疗卫生机构中家庭医生的执业能力。二是在职继续教育。对现有从事家庭医生签约服务的医师进行规范化培训，并对基层医疗卫生机构中的健康教育人员进行专业化培训，提高其沟通能力和服务水平。三是志愿者培训。志愿服务在健康知识教育中有着举足轻重的作用，加大志愿服务人员培训力度，开展情景交流、身边人说身边事等形式的健康教育活动，提高家庭医生签约服务效果。

人力社保部门负责制定家庭医生签约服务专业人才聘用政策。家庭医生签约服务是一项专业性较强的服务工作，家庭医生不仅要具备丰富的专业知识，而且要有强烈的社会责任感。在推进全民健康和健康中国战略大背景下，有必要进一步提高家庭医生服务能力，提升家庭医生的社会地位和工作待遇，扩大家庭医生发展空间。目前医学专业毕业生不愿从事社区卫生工作，专业服务人才严重短缺，服务质量难以得到保障。在人才聘用政策上，可在高等院校定向委培预防医学和全科医学专业学生，其毕业后由政府聘用并纳入事业单位编制，指派到基层从事家庭医生签约服务工作，妥善解决相关职称评聘和社会保障问题。

第五节　本章小结

河北省是全国最早开展家庭医生签约服务的省份之一。2016 年 11 月以来，河北省贯彻落实党中央、国务院文件精神，密切结合河北经济社会发展实际，积极开展家庭医生签约服务工作，将家庭医生签约服务纳入医药卫生体制改革总体部署，坚持部门联动、统筹施策、精准发力，取得了良好的工作成效。本章通过全面梳理河北省家庭医生签约服务开展情况，总结分析河北省在家庭医生签约服务方面的主要经验，探寻家庭医生签约服务中存在的问题及其症结所在，为在全国范围内有效开展家庭医生签约服务提供借鉴和参考。

河北省开展家庭医生签约服务工作情况，主要体现在服务内容、服务形式、资金支持、考核评估、服务满意度五个方面：一是家庭医生签约服务项目全面开展。坚持为特殊区域和重点人群提供优质的服务，在做好贫困人口中高血压、糖尿病、肺结核、重性精神障碍四类慢性病人群签约履约服务工作的基础上，特别关注大病救治后转为慢性病管理的健康扶贫十八类慢性病人群，做好基本医疗或转诊服务，满足慢性病人群健康服务需求。二是家庭医生签约服务形式逐渐标准规范。积极贯彻落实社区首诊制和双向转诊制，在家庭医生签约服务中密切与居民的联系，掌握居民健康状况及其变化，以家庭医生签约服务团队为纽带，与上级医院建立双向转诊绿色通道，及时上转危难急重病人。三是家庭医生签约服务经费得到充分保障。明确签约服务经费标准，按照签约服务内容、服务标准和服务人数，向家庭医生签约服务团队和基层医疗卫生机构拨付签约服务经费，保证服务经费按时足额到位。四是签约服务考核评估制度得到有效落实。河北省对于家庭医生签约服务工作实行领导包联责任制，县、乡两级动态掌握乡镇签约居民信息变动情况，重点检查履约行为是否真实有效。五是居民获得感在签约服务中得到充分重视。以签约居民健康需求为导向，做实做细家庭医生签约服务工作，有效提升签约服务质量和居民健康水平。

河北省在家庭医生签约服务方面积累了丰富的经验，有效促进了家庭医生签约服务质量的提升，一些经验和做法值得借鉴和推广，主要包括以下五个方面：一是加大家庭医生签约服务政策宣传力度，有效利用各级政府宣传资源，以多种方式开展全方位、立体化宣传教育工作，利用传统媒体、新兴媒体，广泛开展家庭医生签约服务政策解读活动，营造有利于政策落实的社会氛围。二是加强基层医疗卫生服务体系建设，采取线上线下相结合、现场培训与远程培训相结合的形式，举办全省家庭医生签约服务工作培训班，保证家庭医生熟悉相关政策，为提供优质的健康服务创造条件。三是优化家庭医生签约服务制度设计，统一签约标准，规范履约行为，在突出工作重点的同时打造工作亮点，建立健全家庭医生签约服务制度体系，为有效开展家庭医生签约服务保驾护航。四是规范签订家庭医生签约服务协议，注重落实家庭医生签约服务政策，积极为签约居民提供适宜的健康服务建议，做好健康服务包的内容解释和优惠政策讲解工作，帮助签约居民选择适合的健康服务包。五是注重落实家庭医生签约服务政策，家庭医生按照协议书内容和签约居民所选服务包项目自觉开展服务，强化家庭医生签约服务团队责任意识和服务意识，不能随意减少服务项目和服务频次。

在家庭医生签约服务实际工作中存在一些不足。一是基层医疗卫生服能力不足。工作环境差、待遇低、职业成长空间小，导致基层医务人员"引不进、留不住"现象普遍存在，基层医疗卫生人才严重匮乏，难以满足居民多样化健康需求，家庭医生的健康"守门人"作用难以得到真正发挥。二是政策宣传效果有待进一步提升。家庭医生签约服务团队是政策宣传的主体，服务团队在签约之前积极开展政策宣传，但其在宣传方面不具有权威性，缺乏政府宣传部门和权威媒体的参与，覆盖和影响的人口范围相对有限，从而使得家庭医生签约服务政策宣传难以达到预期效果。三是签约履约服务尚未完全落实到位。家庭医生签约服务协议中服务内容过多，制定的政策目标偏高，在规定时间内，难以按照服务标准保质保量完成，签约履约只是流于形式，从而使得家庭医生签约服务效果大打折扣。

基于河北省家庭医生签约服务实践，可以得到以下启示：一是以健康需求为导向是开展家庭医生签约服务的起点。当服务供给能够基本满足居民需求时，家庭医生签约服务将带来良好的社会效益，当服务供给不能满足或适应居民需求时，家庭医生签约服务将难以收到预期效果，在设计服务项目或制定相关政策时，需要从居民需求视角考察家庭医生签约服务内容，有针对性地调整家庭医生签约服务供给结构，改变家庭医生签约服务供给不能满足居民需求的现状。二是基层医疗卫生机构是开展家庭医生签约服务的主体。基层医疗卫生机构承担着卫生健康相关的各项服务工作，在提供健康服务过程中，基层医疗卫生机构和家庭医生处于弱势地位，这就需要政府职能部门或相关制度给予赋能、赋权，将家庭医生签约服务融入人力社保、教育培训、医疗保险等相关制度，将家庭医生签约服务作为这些政策的前置条件。三是相关部门协调配合是开展家庭医生签约服务的基础。家庭医生签约服务不是靠单一部门就能完成的，需要建立多部门、多领域全面合作机制，明确政府部门职责边界，解决基层医疗卫生机构赋能问题，主要涉及卫生健康、财政、宣传、教育、医疗保险等政府部门，形成政府部门"统一思想、齐抓共管"格局，从而为家庭医生签约服务营造良好的制度环境，提升居民健康水平和生活质量。

第九章　家庭医生签约服务质量提升路径

家庭医生签约服务质量决定着居民的满意度和获得感，这是开展家庭医生签约服务的根本目标。通过深入分析家庭医生签约服务运行机理，借鉴河北省家庭医生签约服务实践经验，发现制约家庭医生签约服务质量提升的主要原因及其症结所在。本章从树立科学服务理念、完善相关政策制度、有效开展服务活动三个方面，提出了提升家庭医生签约服务质量的有效路径。

第一节　树立科学服务理念

科学服务理念有利于正确指引家庭医生签约服务有效开展，是家庭医生签约服务基本思路、发展方向和工作着力点的集中体现。调查发现，当前基层医疗卫生机构和家庭医生的服务理念还比较模糊，迫切需要树立整体健康观、人民至上思想、有机融合意识，为提升家庭医生签约服务质量统一思想认识。

一　整体健康观

近年来，国家鼓励并加大全科医生培养力度，家庭医生普遍接受了全科医学专业学历教育或转岗培训，成为家庭医生签约服务团队的重要力量，有力保障了家庭医生签约服务的有效开展。但是，当前医疗卫生服务体系依然是基于现代医学而构建的，全科医生主要采用现代医学技术进行诊断和治疗，以治病为中心的健康理念已然形成，根深蒂固。但人体是一个有机整体，构成人体的各个组成部分，在结构上是不可分割的，在功能上是相互协调、相互作用的，在病理上是相互影响的，同时人体与自然环境保持着密切关系，这就需要树立整体健康观，科学认识机体维持正常生命活动的本质。

整体健康观是开展家庭医生签约服务的内在要求。健康中国战略明确要求，树立大卫生、大健康的观念，把以治病为中心转变为以人民健康为中心，这体现了健康在内涵要求上的深刻嬗变，从"健康等于不生病"和保持健康须"以治病为中心"的消极的传统健康观，向将社会、经济、政治、环境等影响因素都综合考虑在内，强调"身体的、精神的和社会的完好状态"的积极、整体健康观的转变。① 这就需要以整体健康观为理论框架，将现代医学和传统医学进行有机结合，坚持预防为主，未病先防、既病防变，从制度和体制层面为人民健康提供全方位、全周期、全人口的保障和支持，切实提高全民健康水平。②

整体健康观不仅是政策制定和诊断治疗时需要坚持的基本理念，还是群众学会如何看病、怎样看病的指导思想，遵循"把以治病为中心转变为以人民健康为中心"的基本理念，通过国家权威部门和官方媒体宣传普及科学就医知识，增强城乡居民科学就医意识，促使居民逐渐了解科学就医的基本知识和技能要点，引导居民选择合适的医疗卫生机构就医，小病诊疗首选基层医疗卫生机构，大病诊疗到医院，合理利用医疗卫生资源，推动落实分级诊疗制度，形成尊重科学、尊重知识的社会风尚，促进家庭医生与群众构建和谐的医患关系，为提升家庭医生签约服务质量营造良好的发展环境。

二 人民至上思想

人民至上思想是开展家庭医生签约服务的核心价值取向。坚持以人民为

---

① 张婷婷：《新时代"人民健康"重要论述的思想内涵与实践价值》，《中国农村卫生事业管理》2020 年第 12 期。

② 唐钧、李军：《健康社会学视角下的整体健康观和健康管理》，《中国社会科学》2019 年第 8 期。

中心，从根本上体现出一切健康服务为了人民、依靠人民、由人民享有，将"共建共享，全民健康"作为推进健康中国战略实施的出发点和落脚点。党的十八大以来，以习近平同志为核心的党中央明确提出"以人民为中心"的发展思想，以"人民是否真正得到了实惠，人民生活是否真正得到了改善"作为检验一切工作成效的标准。[①] 人民健康至上思想还具体体现在全国抗击新冠肺炎疫情上，习近平总书记多次强调"把人民群众生命安全和身体健康放在第一位"，其中蕴含着人民健康至上的深刻内涵。

群众的健康服务需求呈现多样性特征。实际服务中确实存在"需无以供"的现象，对于群众迫切需要的健康服务内容，家庭医生签约服务团队不提供或没有能力提供，当前家庭医生签约服务供给突出地表现为相对性不足。尽管家庭医生签约服务协议中设置的服务内容比较丰富，家庭医生签约服务团队确实提供了一些服务项目，但并未与居民健康服务需求相匹配，形成事实上的供需错位，给居民健康带来的正向效用较为有限。这就需要在制定政策或设计服务项目时，不仅要从服务供给角度进行思考，还要从居民需求视角出发，以健康服务需求为导向，对家庭医生签约服务内容进行适度改进和调整，促进家庭医生签约服务供需平衡。

三　有机融合意识

家庭医生签约服务不是靠单一部门就能完成的，需要超越医疗卫生服务政策范畴来认识和推进家庭医生签约服务工作，从健康影响因素的广泛性、社会性、整体性出发，建立多部门、多领域协同配合机制，将家庭医生签约服务有机融入卫生健康、财政、宣传、教育、人力社保、医疗保险等相关部门工作，同安排、同部署、同考核，形成政府部门"统一思想、齐抓共管"的格局。将家庭医生签约服务融入社区管理、疾病防控、医疗保险、宣传教育等相关政策，不仅要统筹好人民健康与其他民生工程之间的关系，还要统

---

① 习近平：《全面贯彻落实党的十八大精神要突出抓好六个方面工作》，《求是》2013年第1期。

筹好人民健康与其他领域工作之间的关系，通过跨部门合作来全方位、全周期地保障人民健康。

将建立电子健康档案融入社会管理服务。电子健康档案涉及儿童保健、疾病预防、健康管理、门诊诊疗、住院诊疗、体格检查等医疗卫生服务信息，但建立的电子健康档案并非单纯用于医疗卫生领域，通过与公安户籍部门、社区居委会进行沟通交流和信息整合，掌握居民家庭基本情况，在现有社区网格化管理基础上，建立全生命周期人口健康信息系统。充分发挥基层医疗卫生机构的服务网络全覆盖优势，将建立电子健康档案作为居民报销医疗费用或办理其他事务的前置条件，全面收集、整理、录入人口健康相关数据，以此来提高居民健康档案建档率，提升居民对基层医疗卫生机构的依存度，夯实家庭医生签约服务信息基础。

将健康教育服务纳入健康中国战略。充分发挥当地有名望医生的带动作用，在县域乡村开展公益性健康讲座和健康咨询服务，培养群众保健意识。卫生健康部门负责审核宣传内容，保证宣传内容的科学性，经得起推敲，经得起实践检验，切忌绝对化；保证宣传内容的一致性，前后逻辑缜密，相互能够验证，切忌教条化；保证宣传内容的可行性，贴近群众生活，适合群众生产生活特点，切忌空洞化。宣传文化部门负责提供宣传阵地，充分利用传统媒体和新媒体两大阵地，以群众喜闻乐见的方式，开展健康教育活动，将科学实用的健康知识传递给群众，改变群众不良生活方式，增强群众保健意识。重点审查报纸、广播电台、电视台等传统媒体的健康栏目、健康热线、健康节目以及门户网站健康频道的健康内容，对未达到卫生健康科学规范标准的，坚决关停或取缔，净化健康宣教阵地。

第二节　完善相关政策制度

家庭医生签约服务是一项系统性社会工程，服务质量是多因素共同作用的结果，不仅取决于家庭医生签约服务政策，还与医疗保险、多元筹资、人才管理、宣传倡导和考核评估等政策息息相关，有必要建立健全家庭医生签约服务相关政策制度，保障家庭医生签约服务高质量开展，促进居民健康水平有效提升。

一　医疗保险制度

医疗保险制度是关乎全国医药卫生体系改革成效的重要制度，可有效引导住院患者转向门诊治疗、降低居民患病率并减轻病情严重程度，从而对社区首诊制和家庭医生签约服务产生重大影响。医疗保险基金通过创新健康保障理念，提高家庭医生签约服务在医疗体系中的地位，将事后保障调整为事前防范，划转部分"节省"下来的住院治疗资金投向保健预防环节，增强全民保健意识，有效改变居民的不良生活方式。通过坚持整体健康观和"未病先防、既病防变"理念，降低高血压、糖尿病等慢性病及其并发症发生率，增强居民体质和抵抗力，提高居民健康水平，使居民患病率尤其是患严重疾病的概率显著降低，从根本上减少住院甚或门诊治疗需求，提升家庭医生签约服务的实际效果。

发挥医疗保险基金监管职能，需要紧紧依靠社区首诊和分级诊疗制。医疗保险市场存在严重的逆向选择和道德风险问题，具有保险市场和医疗市场双重属性，医保基金支出不合理增长问题源于保险市场，但表现为医疗市场中医方与患者的信息不对称问题。在病种或病情判断上，医方具有无可替代的权威性，医疗保险基金难以对医方诊断与治疗行为进行实质性监督。因此，在对医疗服务过程进行常规监管的同时，需要从支付制度上进行改革，侧重于对患者的医疗服务需求进行干预，推进相关政策措施落实，健全社区首诊制和分级诊疗制，通过补贴保健预防、引导门诊治疗、提高住院门槛费和患者自费率，促使患者到基层医疗卫生机构就医，主动接受家庭医生签约服务。

通过保险精算和支付方案设计，降低医疗保险基金住院报销比例并提高住院报销门槛费，对价格需求弹性较大的患者形成挤出效应，使高血压、糖尿病等非传染性慢性病稳定期患者到基层医疗卫生机构进行康复治疗，进而使住院患者明显减少。将提高住院报销门槛费和降低报销比例而

"节省"下来的住院费用，用于补贴门诊治疗环节，引导患者到基层医疗卫生机构进行治疗。鼓励家庭医生签约服务团队加强健康知识宣传，帮助居民改变就医观念，促使患者接受门诊治疗，降低就诊患者住院率，对于签约居民住院率低、发生医疗费用少的家庭医生签约服务团队，给予相应补贴和奖励。在促进家庭医生签约服务开展的同时，有效减少医疗保险费用支出。

二　多元筹资制度

资金支持是开展家庭医生签约服务的重要保障。财政补贴核算方式对于开展家庭医生签约服务具有一定导向作用，补贴标准合理是有效开展家庭医生签约服务的重要前提。家庭医生签约服务具有非竞争性、非排他性等公共产品属性，财政补贴是家庭医生签约服务经费的主要来源，政府应明确家庭医生签约服务的主要内容和标准，补贴标准将根据签约服务量、服务率和居民满意度等指标综合确定，采用成本法科学确定服务经费标准。家庭医生签约服务融入国家基本公共卫生服务项目是大势所趋，可在基本公共卫生服务经费基础上适当给予补贴，但财政补贴并非多多益善，需要对财政资金的投资效率进行统筹分析，以有效调动家庭医生开展健康服务的积极性为度，保障财政资金的管理使用更加科学合理。

家庭医生签约服务经费并非仅仅来源于财政预算，政府主导并不等同于政府包办，根据权责对等原则，家庭医生签约服务通过健康教育和疾病预防，能够有效减少医疗保险基金支出，有必要将基本医疗保险基金作为公共投入的重要组成部分。家庭医生签约服务具有一定公益性，可以将服务经费纳入年度财政支出预算，但政府投入并不排斥市场机制和社群机制，可以通过引入市场机制，充分发挥政府购买服务对市场主体行为的引导作用，将行政行为转化为市场行为，支持家庭、社区和非营利组织承担更多的社会责任，多主体多形式筹集家庭医生签约服务经费，保障家庭医生签约服务有效开展。

三　人才管理制度

家庭医生签约服务是一项专业性较强的社会工作，全科医生是决定服务质量的最能动要素。在当前服务力量严重不足的背景下，迫切需要建立完善的人才引进培养机制，通过采取外引内联、学历教育、委托培养等方式，壮大家庭医生服务队伍，优化人才梯次结构，提升家庭医生服务能力。从大中专毕业生中选聘全科医学专业优秀人才，要求掌握临床医学、预防医学、康复医学以及人文社会学等相关知识，具备全科医学理念、基本理论知识和一定实践能力；在高等院校定向委培全科医学和预防医学专业学生，对于有意向毕业后在基层从事家庭医生签约服务工作的，财政为其负担在校期间学杂费，指派到城市社区或农村乡镇从事家庭医生签约服务工作。

坚持实行家庭医生终身学习制。遴选优秀培训师资，精心设计培训内容，采取"现场面授+远程直播+手机定位考勤+手机在线考试"相结合的教学模式，在省级卫生健康委设主会场，各乡镇卫生院、社区卫生服务中心设直播分会场，分会场由各市、县（区）卫生健康部门组织实施。在理论培训结束后，培训学员全部进驻各地市培训基地进行实践培训，各市、县（区）精心筛选实践培训基地，集中授课，分散培训。家庭医生签约服务团队所有成员定期参加全科医学教育项目学习，注重健康知识更新，每年必须完成一定课时量的必修课和选修课，在规定时间内打卡考勤，并结合实践内容进行考核，将之与年度工作业绩挂钩，切实提升家庭医生签约服务能力。

稳定壮大家庭医生签约服务队伍。提高家庭医生在医疗卫生服务体系中的社会地位，明确岗位职责和工作待遇，妥善解决家庭医生的薪酬、社会保障、职称评定、岗位编制等问题，家庭医生由县级卫生健康部门直接聘用并纳入事业单位编制。扩大家庭医生签约服务基本医疗执业区域范围，将《执业医师法》规定的执业地点由注册医疗机构拓展到整个服务片区，在签约服务片区内设置一定数量的家庭病床，家庭病床服务费用可由基本医疗保险覆盖。建立以实际服务数量来确定签约服务费的激励机制，提高家庭医生的收入水平和岗位吸引力，从制度上保障家庭医生签约服务优秀人才"招得进、留得住"。

四 宣传倡导制度

宣传倡导是扩大家庭医生签约服务影响力的重要途径。当前，健康知识宣传呈现庞杂无序状态，有些宣传内容存在一定误导性，迫切需要建立健全宣传倡导制度，重点发挥三个"权威"作用，切实提高健康知识宣传效果。一是发挥权威部门的作用。卫生健康部门负责审核宣传内容，并保证宣传内容切实可行，经得起实践检验，贴近群众生活，适用于不同人群。宣传文化部门负责管理宣传阵地，充分利用传统媒体和新媒体两块阵地，以群众喜闻乐见的形式，开展家庭医生签约服务政策和健康知识教育活动，将科学实用的健康知识传递给广大群众，保证宣传内容的科学性，防止伪健康信息误导群众。

二是发挥权威专家的作用。在家庭医生签约服务实践中，宣传内容和宣传方式相同的情况下，人们更倾向于信任知名专家。可充分发挥当地有名望专家的作用，组织成立健康教育团队，每月开展一次公益性健康讲座和健康咨询活动，并聘请当地退休名医和疾病防控权威人士，开通专家咨询热线，及时回答群众关心的健康问题，降低高血压、糖尿病等慢性病及其并发症发生率，提高居民健康水平。

三是发挥权威媒体的作用。建立健全国家、省、市、县四级健康宣传教育体系，加强理性就医宣传教育，通过国家权威媒体号召居民"急病重病去医院、小病调理在社区"，从根本上改变群众就医观念。审查报纸、广播电台、电视台等传统媒体的健康栏目、健康热线、健康节目以及门户网站健康频道的健康内容。明确国家、省、市公办媒体负有公益宣传义务，每期在显要位置或黄金时间宣传家庭医生签约服务政策、慢性病预防和老年保健知识。通过充分发挥权威媒体的作用，提高居民对家庭医生签约服务政策的知晓率，以及参与家庭医生签约服务工作的积极性。

五　考核评估制度

考核评估是科学评价家庭医生签约服务开展情况的重要手段,建立奖惩制度和激励机制,能够在一定程度上发挥考核评估政策导向作用。在考核评估中,注重评估服务政策运行效果,将考核内容分为工作性和实效性两个方面,前者注重考察资料完整性、规范性,避免硬性设定最低完成率而诱发数据造假问题;后者注重考察居民健康服务获得感,针对家庭医生签约服务协议和服务目标进行评估,减少不必要的人力、物力浪费。

充分发挥考核评估的导向作用,制定专项考核评估制度,建立考核评估指标体系。在考核方式上,将定期考核评估转向不定期工作督导,坚持定期考核与不定期督导相结合,主要是对家庭医生签约服务过程进行督导,及时发现家庭医生签约服务中存在的不足,提出相应整改意见,调整服务内容,改进服务方式,确保服务工作积极主动、服务行为标准规范,促使家庭医生签约服务产生实际效果。

考核评估不过多占用基层医疗卫生机构和家庭医生的正常服务时间,不必为应付考核而加班准备资料。不再单独开展定期考核评估,将考核指标有机融入"健康中国行动",与之同部署、同考核,使服务人员将全部精力用于开展家庭医生签约服务工作,既减轻层层考核带来的额外工作负担,又起到应有的工作督导作用。考核评估务求实效,不走过场,不唯形式,有效引导家庭医生签约服务更加规范,切实提高群众健康水平和生命质量。

第三节　有效开展服务活动

从家庭医生签约服务内容来看,主要包括建立健康档案、年度健康体检、重点人群随访服务、社区首诊服务、常见病多发病治疗、转诊服务等,总体上可分为基本医疗和公共卫生服务两个方面,涵盖了基层卫生健康服务的各项工作,由此决定了有效开展家庭医生签约服务,必须以服务标准热情周到地做好公共卫生服务工作，以医疗规范耐心细致地开展基本医疗服务工作，增强居民对家庭医生签约服务的获得感。

一 加强沟通交流

家庭医生签约服务是一项专业性较强的社会工作，家庭医生不仅要掌握医疗卫生专业知识，还要具备与不同人群进行有效沟通的能力和技巧。在建立档案、健康体检、随访服务过程中，沟通交流是使居民了解家庭医生签约服务团队的重要途径，沟通效果直接决定了家庭医生签约服务质量，这就需要家庭医生签约服务团队必须保持较高的专业素养、良好的窗口形象和饱满的沟通热情，为提高居民对家庭医生签约服务的满意度奠定基础。

一是保持较高的专业素养。保障居民健康的最直接方式是提供优质的医疗服务，提高常见病、多发病的诊疗效果，有效开展基本医疗服务，减轻疾病给患者带来的痛苦，增强居民对家庭医生签约服务团队专业能力的信任。家庭医生需要全面掌握健康科学知识，能够及时发现居民存在的健康隐患，及时解决居民普遍关心的健康问题，帮助居民认识到未病先防、既病防变的重要性，通过沟通交流，将健康知识和健康理念融入居民日常生活。家庭医生还需接受沟通能力专业化培训，将沟通理论知识应用到签约服务实践中，洞察居民接受服务过程中的行为和心理变化，合理控制和引导信息交流节奏，围绕签约服务项目和健康随访主题进行交流，从大量碎片信息中筛选有效消息，有针对性地进行健康指导。

二是保持良好的窗口形象。沟通交流体现着家庭医生签约服务团队的精神风貌。这就需要在沟通交流中，坚持以人为本的指导思想，针对居民及其家庭生活状态和健康状况，开展健康知识教育和健康咨询服务。坚持效率优先原则，熟练掌握家庭医生签约服务软件系统，通过签约服务和问题交流，有效收集并熟练录入相关数据信息，保持健康档案信息完整，做到不缺项、不漏项，服务过程不拖泥带水，不过多占用群众时间。坚持言谈文明得体，认真回答和解决居民关心的健康问题，真诚接受居民提出的意见和建议，文明礼貌，大方得体，避免矫揉造作，展现家庭医生签约服务团队良好的风貌，以较强的亲和力感染群众，拉近家庭医生与签约居民之间的距离，提高居民对家庭医生签约服务的认知度。

三是保持饱满的沟通热情。突出沟通交流中的积极性、主动性、关怀性，是家庭医生与居民沟通向更高层次发展的必然趋势。在家庭医生签约服务过程中开展关怀性沟通，有利于签约居民敞开心扉，详述自己的患病过程、治疗过程和心理感受，促进双方进行有效的健康交流，在有效改善居民心理状态的同时，增进居民对家庭医生的信任，从而提高沟通交流质量和居民满意度。态度是影响患者关怀性沟通体验的决定性因素，家庭医生在主动问候、善意提醒以及询问意见时应让居民感受到被关心。家庭医生应积极主动地进行沟通，并使服务向着更加人性化的方向发展，建立家庭医生与签约居民之间互相理解和彼此信任的关系，进而提高居民参与家庭医生签约服务工作的积极性。

二　拟定服务协议

家庭医生签约服务协议是促使服务顺利开展的重要保障，也是科学评价家庭医生签约服务质量的重要依据。针对不同服务人群的健康需求，设计相应的家庭医生签约服务方案，明确家庭医生应提供的健康服务内容，约定家庭医生和签约居民双方各自的权利和义务，保证居民的知情权。

一是设计签约服务包。制订服务计划时，充分考虑居民的异质性，不同年龄、职业的个体特征差异较大，可将之分为重点人群和非重点人群，前者包括 0~6 岁儿童、孕产妇、老年人、高血压患者、糖尿病患者、严重精神障碍患者等群体，部分居民可同时属于两种及以上群体。根据居民的健康服务需求，提供相应内容的健康服务项目，按体检项目、随访服务频次、中医药服务、家庭病床、转诊绿色通道等组合设置签约服务包，并设计必选项目和可选项目，不同人群的签约服务包略有差别。

二是签订服务协议。家庭医生签约服务协议是有约束力的正式文书，保障签约居民及其家属的知情权，以及基层医疗卫生机构和家庭医生签约服务团队的合法权益。根据基层医疗卫生机构的资质条件和家庭医生签约服务团队的执业能力，结合签约居民个体特征差异及其可能面临的健康风险，在服务协议中规定各自的权利和义务，写明居民身体状况和服务需求、服务团队能够提供的服务内容，明确病情严重需要转诊转院等特殊情况发生时的处置原则，以及相应的免责条款，保障家庭医生签约服务有序开展。

三　科学安排体检

体格检查是家庭医生签约服务的重要内容。通过体格检查，可以从生理病理指标了解居民的健康状况，如是否患有高血压、糖尿病等慢性疾病，发现签约居民潜在的健康隐患，了解签约居民的健康服务需求，有的放矢地开展家庭医生签约服务，增强签约居民保健意识，真正实现未病先防、既病防变的目标。

一是明确体检目的。家庭医生签约服务中的体格检查不同于医疗机构的体检化验，后者是通过物理、化学手段查找病患部位和疾病发生原因，出于诊疗治疗的目的；前者主要是为了更加全面地了解居民健康状况和机能水平，并通过比较分析多个年度的体检指标值，为评价居民体质和健康服务效果提供客观依据，为合理安排健康教育和健康服务内容创造条件。同时，家庭医生还能通过体格检查掌握更多健康信息，在开展健康随访服务时，有针对性地为签约居民进行健康指导，排除可能的健康风险隐患，保障家庭医生签约服务质量，提高签约居民的服务满意度。

二是设置体检项目。体检项目以满足体检目的为度，既不要少也无须多。与政府机关、企事业单位为职工购买的商业性体检项目有着本质区别，家庭医生签约服务中的体格检查有着明确的体检目标。为了了解居民健康状况和机能水平，需要检查心肺功能、血液指标、主要器官生理状态等，在具体体检项目设置上，根据居民具体条件不同而略有差异，对于大多数居民来说，体检项目主要包括血常规、尿常规、肝功七项、肾功三项、血脂、血糖、心电图、胸片、腹部彩超（肝、胆、脾、胰、肾）；对于高血压、糖尿病等慢性病患者，可以适当增加糖化血红蛋白、颈部彩超、心脏彩超等项目。

三是应用体检结果。家庭医生除了采取"四诊合参"方式了解居民健康状况外，还能够从常规体格检查中获得居民健康信息，通过体检指标判断身体健康状况和潜在病患、有无传染性疾病或慢性病及其并发症等，同时，还能在体检过程中以问诊聊天方式了解居民健康状况，体检医生或护士应掌握必要的沟通技巧，在沟通过程中热情周到、控制语速，营造温馨、舒适的体检氛围，把握沟通时机、了解居民平时的身体状况和既往患病、手术、外伤、过敏史等情况。通过全面了解居民健康信息，辩证分析居民健康状况及其潜在的健康隐患，有针对性地为居民进行健康指导。

四　理顺服务流程

根据不同群体居民的身体条件、心理特征和个性化需求，提供医疗护理、康复保健、健康教育等多项服务，围绕家庭医生签约服务各项内容，按照上门服务和坐堂服务两种方式，分别进行家庭医生签约服务流程再造，使服务流程更加科学、合理、可行。通过优化健康服务程序，提高健康服务效率，减少居民等待时间，增强居民的服务获得感。

一是上门服务。对于部分行动不便的居民，根据签约服务协议设置家庭病床，需要服务时提前电话预约家庭医生，家庭医生上门开展基本医疗服务、健康随访服务和抽血化验体检服务等，由专业治疗师为行动不便的居民提供健康指导和康复治疗，目标是恢复和保持老年人的日常功能，包括躯体功能和认知功能。另外，还可为行动不便的居民提供一些特色服务项目，如定期对居民进行健康、营养、居住环境安全和用药管理等一系列评估，或为改善临终老年人生活质量而提供临终关怀服务等。在服务过程中，详细记载签约居民健康状况、饮食起居、服务内容、服务方式、服务人员、服务费用、特殊事件等信息，将之作为履行服务协议的依据，并保证责任可溯源。

二是坐堂服务。除行动不便的居民外，基本采取坐堂方式开展家庭医生签约服务，这不仅可以充分利用基层医疗卫生机构资源，还能节省路途时间而提高服务效率。以全科医生为核心组成签约服务团队，团队成员还包括护士、营养师、理疗师、药剂师、社会工作者等，为签约居民提供基本医疗、康复、心理咨询、营养咨询等多种服务项目，主要分为医疗性服务和康复性服务两大类，开展医疗、康复、保健等一体化健康服务。在服务过程中，注重健全档案资料，全面反映家庭医生签约服务项目执行情况，动态记录居民身体状况和心理状态变化，为签约居民提供实用、适宜的服务项目，并为制定和调整医疗服务方案提供依据。

另外，在家庭医生签约服务流程设计上，坚持全员参与原则，从服务接待，到体格检查，再到提供服务的所有岗位，没有一个是多余的，均关系到家庭医生签约服务质量和服务对象的满意度。坚持过程控制原则，将服务质量贯穿于家庭医生签约服务全过程，在基层医疗卫生机构内部开展全面质量管理，建立家庭医生签约服务质量管理体系。坚持实质重于形式原则，有效规范家庭医生签约服务团队的执业行为，使家庭医生将主要精力用于开展签约服务，不走过场，不唯形式，切实提高居民健康水平和生命质量。

第四节　本章小结

提升家庭医生签约服务质量是一项系统性社会工程，不仅涉及医疗卫生服务领域，还与财政、医疗保险、教育、民政等部门职能息息相关。本章从树立科学服务理念、完善相关政策制度、有效开展服务活动三个方面，提出了提升家庭医生签约服务质量的主要路径。

科学服务理念有利于正确指引家庭医生签约服务有效开展，是家庭医生签约服务基本思路、发展方向和工作着力点的集中体现。当前家庭医生签约服务理念还比较模糊，迫切需要树立科学的服务理念：一是整体健康观。将现代医学和传统医学进行有机结合，坚持预防为主，未病先防、既病防变，从制度和体制上为人民健康提供全方位、全周期、全人口的保障，推动落实分级诊疗制，形成尊重科学、尊重知识的社会风尚，为提升家庭医生签约服务质量营造良好的社会环境。二是坚持人民至上思想。把人民群众生命安全和身体健康放在首位，在制定政策或设计服务项目时，不仅从服务供给角度进行思考，还要从居民健康需求视角出发，以健康服务需求为导向，对家庭医生签约服务内容进行适度改进和调整，促进家庭医生签约服务供需平衡。三是树立有机融合意识。从健康影响因素的广泛性、社会性、整体性出发，建立多部门、多领域协同配合机制，将家庭医生签约服务有机融入卫生健康、财政、宣传、教育、人力社保等相关部门工作，通过跨部门合作来全方位、全周期保障人民健康。

完善相关政策制度是提高家庭医生签约服务质量的重要前提，有必要完善家庭医生签约服务相关制度。一是医疗保险制度。通过保险精算和支付方案设计，提高家庭医生签约服务在医疗体系中的地位，鼓励家庭医生签约服务团队加强健康知识宣传，侧重于对患者的医疗服务需求进行干预，帮助居民改变就医观念，引导患者到基层医疗卫生机构接受治疗，将事后保障调整为事前防范，在减少医疗保险费用支出的前提下，促进居民健康水平有效提升。二是多元筹资制度。财政补贴是家庭医生签约服务经费的主要来源，通过统筹分析财政资金的投资效率，调动家庭医生开展签约服务的积极性，并充分发挥政府购买服务对市场主体行为的引导作用，支持家庭、社区和非营利组织承担更多的社会责任，多主体多形式筹集家庭医生签约服务经费，保障家庭医生签约服务的有效开展。三是人才管理制度。采取外引内联、学历教育、委托培养等方式，壮大家庭医生签约服务队伍，优化人才梯次结构，提升家庭医生签约服务能力；遴选优秀培训师资，精心设计培训内容，采取"现场面授+远程直播+手机定位考勤+手机在线考试"的教学模式，促进家庭医生健康知识更新和自我提升。四是宣传倡导制度。充分发挥权威部门、权威专家、权威媒体的作用，将科学实用的健康知识传递给广大群众，保证宣传内容的科学性，提高居民对家庭医生签约服务政策的知晓率和参与家庭医生签约服务工作的积极性。五是考核评估制度。注重评估服务政策运行效果和签约居民健康服务获得感，及时发现家庭医生签约服务中存在的不足，提出相应的整改意见，调整服务内容，改进服务方式，确保服务工作积极主动，服务行为标准规范，促使家庭医生签约服务取得预期效果。

有效开展服务活动是全面提升家庭医生签约服务质量的重要保障。从家庭医生签约服务内容来看，需要按服务标准热情周到地做好公共卫生服务工作，按医疗规范耐心细致地开展基本医疗服务工作。一是加强沟通交流。家庭医生应保持较高的专业素养，全面掌握健康科学知识，能够及时发现居民存在的健康隐患，及时解决居民普遍关心的健康问题；应保持良好的窗口形象，认真回答和解决居民关心的健康问题，虚心接受居民提出的意见和建议，以较强的亲和力感染群众，拉近家庭医生与签约居民之间的距离；应保持饱满的沟通热情，从居民的角度理解其心理和感受，增进居民对家庭医生的信任，提高沟通交流质量和居民满意度。二是拟定服务协议。根据基层医疗卫生服务机构的资质条件和家庭医生签约服务团队的执业能力，针对不同服务人群的健康服务需求，设计相应的家庭医生签约服务方案，将体检项目、随访服务频次、中医药服务、家庭病床、转诊绿色通道等组合设置签约服务包；在服务协议中规定各自的权利和义务，明确病情严重需要转诊转院等特殊情况发生时的处置原则，以及相应的免责条款。三是科学安排体检。明确体检目的，有针对性地为签约居民进行健康指导，排除可能的健康风险隐患；合理设置体检项目，以满足体检目的为度，既不要少也无须多，在具体体检项目设置上，根据居民具体条件不同而略有差异；科学应用体检结果，通过体检指标判断居民健康状况和潜在病患、有无传染性疾病或慢性病及其并发症等，辩证分析居民健康状况及其面临的健康隐患，有针对性地为居民进行健康指导。四是理顺服务流程。根据不同群体居民的身体条件、心理特征和个性化需求，提供医疗护理、康复保健、健康教育等多项服务，围绕家庭医生签约服务各项内容，按照上门服务和坐堂服务两种方式，进行家庭医生签约服务流程再造，优化健康服务程序，提高健康服务效率，切实提高居民的健康水平和生命质量。

第十章 主要结论

家庭医生签约服务是一项社会性服务工作，以相关服务理论为支撑，在医疗卫生服务体系下开展工作，旨在促进群众健康水平全面提升。同时，家庭医生签约服务也是一项系统性社会工程，需要卫生健康、医疗保险、人力社保、民政等多个部门协同配合，并与多项支持性政策制度息息相关。本研究从家庭医生签约服务现状、概念及相关理论出发，全面分析家庭医生签约服务运行机理、质量评价、影响因素及其相关政策制度，并深入剖析河北省家庭医生签约服务实践，归纳提炼经验与启示，提出提升家庭医生签约服务质量的主要路径。

第一节 家庭医生签约服务运行机理

家庭医生签约服务的核心是维护群众健康，其基本内涵是建立健全健康服务的内在激励机制和外部支持政策，调动家庭医生开展签约服务的积极性。根据家庭医生签约服务特点，分析与之相关的公共产品理论、健康需求理论、委托代理理论、理性选择理论、不完全信息动态博弈理论和感知期望差距理论，把握家庭医生签约服务相关制度及其主要特点，探究家庭医生签约服务运行机理，分析相关政策对家庭医生签约服务的影响，发现促进家庭医生签约服务有效运行的主要规律。

一 理论基础

家庭医生签约服务是一项专业性较强的社会工作，并以一定社会理论为基础。在家庭医生签约服务过程中，主要遵循以下理论。

一是公共产品理论。家庭医生签约服务和政府所提供的其他公共产品相似，面对的是全体公众，不具有排他性，每个社区居民均具有平等享受家庭医生签约服务的权利，不会因某个居民享受了而其他居民就无法享受；同时也不具有竞争性，每个家庭医生签约服务团队负责一个片区，实行分片管理服务，保持卫生资源合理配置，让居民享受到更好、更便捷的医疗卫生服务，使家庭医生签约服务产生更大的社会效益。

二是健康需求理论。基本医疗和公共卫生服务等健康服务的获得和使用情况决定着居民的健康水平，家庭医生签约服务能让签约居民足不出户就可享受到更为便捷的就医服务，从而节约居民及其家庭成员的时间。同时，家庭医生签约服务也是一项公共卫生服务，能够减少居民在就医方面的支出，从而增加健康投资。

三是委托代理理论。在家庭医生签约服务机制上，存在多重委托代理关系，患者和政府是委托人，家庭医生是代理人，同时医院也会争夺代理人身份，寻求合理的手段来平衡委托人和代理人之间的关系，达到医疗服务效用最大化。在开展家庭医生签约服务中，医疗保险部门作为委托人，家庭医生作为代理人，按照一定标准获得相应绩效补贴，确保家庭医生合理控制医疗费用，真正发挥家庭医生"健康守门人"的作用。

四是理性选择理论。接受家庭医生签约服务的居民属于"理性人"，他们选择这项服务是为了更好地保障自身健康，在做出理性选择时主要考虑以下因素：个体健康状况，即对家庭医生的需求程度；个体年龄、受教育程度、收入水平情况等，即自身所拥有的资源能否负担得起这项服务；家庭状况，家庭内部的代际关系以及家庭观念是否支持选择这项服务；社区行为，社区所提供的家庭医生签约服务机制是否健全、全科医生配备是否充足、签约服务能否下沉到社区家庭，这些决定了居民能否实现健康效用最大化。

五是不完全信息动态博弈理论。在家庭医生签约服务中，医疗保险部门、医院、基层医疗卫生机构、患者之间存在信息不对称问题。对于医院来说，其话语权最大，易于在决策中做出对自己有利的判断；基层医疗卫生机构处于整个医疗卫生服务体系的最底端，相较于医院而言，没有能力影响上级医疗卫生部门的决策；而对于患者来说，他们只希望能够获得优质的医疗服务。将不完全信息动态博弈论运用在家庭医生签约服务中，其主要意义就在于利用博弈论模型分析各地区医疗资源配置状况和医疗卫生机构之间的竞争关系，以便于优化配置卫生服务资源。

六是感知期望差距理论。在家庭医生签约服务中，患者将会自然地关注有形性、可靠性、响应性、保证性和移情性等五个维度的健康服务问题，尤其是医疗机构的设施设备配置情况、家庭医生执业水平及其口碑，以及能否及时诊疗和有效救治，保障疗效可靠和患者满意给家庭医生签约服务提出了更高要求。运用感知期望差距理论，能够全方位了解家庭医生签约服务过程中存在的不足，有助于采取针对性措施以加强家庭医生签约服务质量管理。

二 主要规律

家庭医生签约服务在运行过程中主要表现为以下四点规律。

一是从资源供给视角，家庭医生签约服务政策与国家社会经济发展战略密切相关，行政力量在资源配置中起着决定性作用，家庭医生签约服务具有非竞争性、非排他性等公共产品属性，市场分析框架不适用于家庭医生签约服务资源配置，只有政府重视并加大专项投入，才能有效促进家庭医生签约服务的健康发展。

二是从发展环境视角，自然环境、社会经济因素、心理因素、文化因素和生活方式与人口健康有着密切关系，应准确把握家庭医生签约服务的运行特点，根据自然环境、社会经济发展和人们生产生活方式的变化做出适当调整。只有针对人口健康面临的主要矛盾，有的放矢，对症下药，才能收到良好的服务效果。

三是从财政支持视角，政府财政补贴是家庭医生签约服务经费的主要来源，补贴核算方式对于开展家庭医生签约服务具有一定导向作用，补贴标准合理是有效开展家庭医生签约服务的重要前提，同时，还应积极吸纳部分社会资本参与家庭医生签约服务。

四是从运行质量视角，家庭医生签约服务供需平衡是提高家庭医生签约服务质量的重要条件。家庭医生签约服务供需变化是动态的，往往会从一个平衡状态运行到下一个平衡状态，服务供给对居民健康需求的满足程度是反映家庭医生签约服务质量的重要指标。

第二节　家庭医生签约服务质量及其提升路径

通过全面认识家庭医生签约服务工作流程，从建立居民健康档案、筛选重点服务人群、签约开展健康服务、考核评估服务绩效等步骤进行分析，深入了解家庭医生签约服务质量评价过程，提出评价家庭医生签约服务质量的基本原则。以现有服务质量评价基本框架为基础，改进和调整家庭医生签约服务质量评价模式，建立家庭医生签约服务质量评价指标体系，科学分析影响家庭医生签约服务质量的主要因素，探寻提升家庭医生签约服务质量的有效路径。

一　服务质量评价

科学评价家庭医生签约服务是一个较为复杂的现实问题。目前我国家庭医生签约服务绩效评价的概念框架、模型、内涵及指标体系尚未建立，现有的相关数据资料并不能准确反映家庭医生签约服务的实际情况，不仅签约服务数据难以保证真实可靠，而且健康服务效果也难以准确衡量，可供参考的家庭医生签约服务质量评价框架主要有三类。

一是基于三维理论的质量评价框架。分析家庭医生签约服务投入、过程、产出等三个阶段的服务和行为，在投入维度上考虑服务设施与设备、服务组织与人员，在过程维度上考虑服务过程与行为，在产出维度上考虑服务结果与绩效，遵循指标内容全面性与独立性兼容、指标来源主观性与客观性兼顾、指标结果实用性与可操作性兼收的原则，选择相应的二级指标和三级指标，对结构性、过程性、结果性指标进行综合评估。

二是基于服务质量模型的质量评价框架。基于服务质量模型对家庭医生签约服务过程进行分析，将服务质量分为有形性、可靠性、反应性、信任感、人性化等五个维度，从这五个维度对服务质量进行评价，可以更好地反映签约居民对家庭医生签约服务的期望与感知，以便更详细地描述服务期望与服务感知之间的差距，基于接受服务后的自我感受做出判断，主要反映服务对象的个人偏好。

三是基于"4E"原则的质量评价框架。家庭医生签约服务效果评价不仅仅是对结果的测度，更是对服务过程的衡量，甚至包括对家庭医生签约服务团队主观努力程度和投入资源合理性的衡量，统筹考虑服务行为的经济效益和社会效益，依据公共服务绩效评价理论，基于经济性、效率性、效果性、公平性构建家庭医生签约服务质量评价框架，不仅包括开展服务所投入资源的合理性和资源利用效率，还包括所取得的服务效果和服务可及情况。

二 影响因素分析

家庭医生签约服务质量是政策、制度、文化等因素共同作用的结果，在经济社会发展的不同阶段，各因素对家庭医生签约服务的影响程度不尽相同，并从不同角度反映了家庭医生签约服务质量，不仅要从广度上保障家庭医生签约服务全面开展，还要从深度上保障家庭医生签约服务有效开展。

一是全面开展服务的影响因素。全面开展服务是保障家庭医生签约服务质量的先决条件，只有使家庭医生签约服务覆盖更广泛人群，才会真正提高群众健康水平和生命质量，从而取得预期的社会效益。支持性政策是开展家庭医生签约服务的重要基础，家庭医生签约服务全面开展离不开强制性政策的导向作用，科学合理的制度安排是家庭医生签约服务全面开展的基础保障，有必要将政府强制与居民自主选择有机结合，赋予居民有限选择权，明确政府强制与居民自主选择之间的制度边界。服务能力是开展家庭医生签约服务的根本保障，家庭医生服务能力不仅取决于自身专业素养，也取决于服务项目设置，应根据服务项目内容配置与之相适应的服务能力，并在国家权威媒体上宣传基层医疗卫生机构和家庭医生的服务能力，从而有效提升家庭医生签约服务效果，满足群众健康服务需求。服务效果是开展家庭医生签约服务的关键核心，通过家庭医生随访服务，发现并解决群众生活中遇到的健康问题，将效果作为开展家庭医生签约服务的衡量标准，提高家庭医生规范服务率，依靠服务效果赢得群众信赖，切实增强群众对家庭医生签约服务的依从性，进而保障家庭医生签约服务持续有效推进。

二是有效开展服务的影响因素。有效开展服务是提升家庭医生签约服务质量的必由之路，只有重视家庭医生签约服务过程及其各个环节，让签约居民真正感受到家庭医生签约服务带来的好处，才能切实提高居民满意度和服务获得感。居民满意度和健康水平是衡量家庭医生签约服务有效性的主要指标，提高满意度是满足群众健康服务需求的直接体现，提升健康水平是开展家庭医生签约服务的根本目标。研究结果表明，签约居民对家庭医生签约服务的满意度较高，七成以上的签约居民对家庭医生服务比较满意，是持续参与家庭医生签约服务活动的主体，进而保障了家庭医生签约服务率稳中有升；服务活动可以促进居民与家庭医生之间的互动交流，使居民对家庭医生的服务态度和服务能力有更多的了解和亲身感受，服务对象对已接受和熟知的服务项目有着更高的满意度。采用 CMH χ^2 检验进行单因素分析，健康状况、受教育程度、医疗保险类型、就医倾向等因素对家庭医生签约服务满意度有着重大影响。采用多元 logistic 回归法进行多因素分析，居民从健康服务中受益是决定家庭医生签约服务满意度的重要方面，服务内容是影响家庭医生签约服务满意度的决定性因素，最大限度地满足居民健康服务需求，可使居民实际服务获得高于服务预期，进而有效提升家庭医生签约服务质量。

三　主要提升路径

提升家庭医生签约服务质量是一项系统性社会工程，不仅涉及医疗卫生服务领域，还与财政、医保、教育、民政等部门息息相关。深入分析家庭医生签约服务运行机理，借鉴河北省家庭医生签约服务实践经验，发现提升家庭医生签约服务质量的路径，主要包括树立科学服务理念、完善相关政策制度、有效开展服务活动等。

第一，树立科学服务理念。当前家庭医生签约服务理念还比较模糊，迫切需要树立科学的服务理念。首先是建立整体健康观，将现代医学和传统医学有机结合，坚持预防为主，未病先防、既病防变，从制度和体制层面为人民健康提供全方位、全周期、全人口保障和支持。其次是坚持人民至上思想，把人民群众生命安全和身体健康放在首位，以居民健康服务需求为导向，对家庭医生签约服务内容进行适度改进和调整，保持家庭医生签约服务供给需求平衡。最后是加强有机融合意识，建立多部门、多领域的全面合作机制，将家庭医生签约服务有机融入卫生健康、财政、宣传、教育、人力社保等相关部门工作，通过跨部门合作来全方位、全周期地保障人民健康。

第二，完善相关政策制度。一是优化医疗保险制度。通过保险精算和支付方案设计，提高家庭医生签约服务在医疗体系中的地位，帮助居民转变就医观念，引导居民到基层医疗卫生机构接受治疗。二是建立多元筹资制度。以财政补贴为基础，充分发挥政府购买服务对市场主体行为的引导作用，支持家庭、社区和非营利组织承担更多的社会责任。三是健全人才管理制度。采取外引内联、学历教育、委托培养等方式，壮大家庭医生签约服务队伍，优化人才梯次结构。四是完善宣传倡导制度。充分发挥权威部门、权威专家、权威媒体的作用，将科学实用的健康知识传递给广大群众，保证宣传内容的科学性、合理性。五是改进考核评估制度。以签约居民满意度为核心，注重对家庭医生签约服务过程进行评估，及时解决家庭医生签约服务中存在的问题，促使家庭医生签约服务产生实际效果。

第三，有效开展服务活动。首先，加强沟通交流。家庭医生应全面掌握健康科学知识，保持较高的专业素养，及时发现居民存在的健康隐患；以较强的亲和力感染居民，保持良好的窗口形象，拉近家庭医生与签约居民之间的距离；从居民的角度去感受、理解其健康行为和心理变化，保持饱满的沟通热情。其次，拟定服务协议。针对不同服务人群的健康需求，设计相应的家庭医生签约服务包，在服务协议中规定各自的权利和义务，明确病情严重需要转诊等特殊情况发生时的处置原则，以及相应的免责条款。再次，科学安排体检。合理设置体检项目，科学分析体检结果，发现居民可能面临的健康隐患，有针对性地为居民进行健康指导。最后，理顺服务流程。根据不同群体居民的身体条件、心理特征和个性化需求，对家庭医生签约服务流程进行再造，优化家庭医生签约服务程序，提升家庭医生签约服务效率。

第三节　家庭医生签约服务支持性政策体系

家庭医生签约服务是一项系统性社会工程。服务质量不仅取决于家庭医生签约服务政策本身，还与医疗保险、多元筹资、人才管理、宣传倡导和考核评估等政策相关，科学制定相关政策制度并使之协同配合，是家庭医生签约服务有效开展的关键。从政策制度层面分析家庭医生签约服务问题的根本原因，建立完善的家庭医生签约服务机制，有利于为家庭医生签约服务营造良好的制度环境，保障家庭医生签约服务高质量开展，促进群众健康水平有效提升。

一　现有政策制度

近年来，家庭医生签约服务相关制度逐步完善，对家庭医生签约服务有效开展起到了重要的促进作用。

一是全科医生制度。全科医生是家庭医生签约服务中的最能动要素，直接决定着家庭医生签约服务的开展情况与服务质量。全科医生主要面向社会和家庭，解决全人群健康问题，需具备全科医学理念、丰富的理论知识和较强的实践能力，系统掌握临床医学、预防医学、康复医学及人文社会学等相关知识。目前，家庭医生签约服务主要由基层医疗卫生服务机构提供，并以家庭医生签约服务团队形式开展服务，但全科医生配置严重不足，远远不能满足需求，迫切需要扩充家庭医生队伍。全科医生选聘制度逐步完善，在人才培养制度和选聘制度上综合施策，切实从制度上保障全科医学人才"招得进、留得住"。人才培养制度是全科医生能力建设的重要方面，加强全科医学培训基地和教师队伍建设，将全科医学师资队伍建设作为提高全科医学人才质量的关键。继续教育是全科医生培养的重要组成部分，通过实行全科医生终身学习制，满足居民日益增长的健康需求。

二是分级诊疗制。分级诊疗制是深化医药卫生体制改革的重要内容，是不同医疗卫生机构之间根据功能差异在提供医疗服务时的一种分工协作机制。在运行过程中，赋予不同级别医疗卫生机构不同的服务功能，根据患者病情需要，由相应级别的医疗卫生机构提供适宜的医疗服务，必要时不同级别医疗卫生机构之间可以进行转诊，实现有序诊疗和良性互动，有效解决患者健康问题。社区首诊制是保障居民获得综合性、连续性健康管理和基本医疗服务的重要措施，目前，居民对基层医疗卫生机构的技术水平和业务能力缺乏了解。双向转诊制是以社区首诊制为基础，进一步提高医疗资源使用效率的重要举措，但在医疗卫生市场化背景下，双向转诊成为单行道，上转容易、下转难。近年来，全国各级政府十分重视并积极采取相应措施，分级诊疗工作取得了一定成效，但与预期目标相比，仍有很大差距，居民向大医院集中就医的趋势并未因分级诊疗制的积极推行而得到根本改观。

三是基本公共卫生服务制度。基本公共卫生服务制度是开展家庭医生签约服务的核心关键，以基层医疗卫生机构为依托，由全科医生、社区护士、中医医生、公共卫生医生等医务人员组建的家庭医生签约服务团队，坚持全科医学的基本理念，以建立居民健康档案为基础，全面开展基本公共卫生服务项目，为服务片区内的居民提供包括基本医疗服务和公共卫生服务在内的综合性服务。基本公共卫生服务制度是政府深化医药卫生体制改革的重要内容，开展服务所需资金主要由各级财政承担，城乡居民可直接受益。从基本公共卫生服务开展情况来看，我国基本公共卫生服务主要经历了基层医疗卫生服务体系全面建立、基本公共卫生服务职能弱化和城乡社区卫生服务规范发展三个阶段，服务内容逐渐扩展到建立居民健康档案、健康教育、预防接种、传染病防治、儿童保健、孕产妇保健、老年人保健、慢性病管理、重性精神疾病管理等，通过基本公共卫生服务全面实施，有效改变居民健康观念。

四是医疗保险制度。目前，我国已经实现基本医疗保险制度全覆盖。医疗保险制度关系到每位居民的切身利益，并对居民就医行为起着重要的引导作用，同时，医疗保险制度也是"三医联动"的关键一环，对完善医疗卫生服务体系和优化卫生资源配置起着决定性作用。通过发挥医疗保险资金的杠杆作用，实行差异化的医疗保险支付政策，实现基层医疗卫生机构与二级以上医院用药衔接，在"合理、安全、有效"的前提下，对病情稳定、依从性较好的慢性病患者，酌情延长单次配药量，引导签约居民到基层医疗卫生机构就诊，降低慢性病患者医疗负担，满足慢性病患者的用药需求。近年来，国家医疗保障部门重点加强医疗保险基金支付方式改革，对遏制医疗费用不合理增长具有一定作用，但尚未从根本上改变医疗保险基金支出快速增长的势头，其根源在于没有真正形成"三医联动"的良好局面。"三医联动"不仅可以促进医疗保险制度改革，也能保障医疗卫生服务体系有效运行。

二　主要问题及其原因

近年来，家庭医生签约服务工作取得了很大成效，在一定程度上增强了群众科学健康理念，有效提升了群众健康水平。但实际签约服务工作还存在不足，与群众的期盼和服务标准规范相比还有一定差距，制约了家庭医生签约服务的全面有效开展，迫切需要找到导致这些问题的根本原因及其症结所在，进而有针对性地制定政策并采取相应措施。

一是基层医疗卫生服务能力不足。基层医疗卫生服务能力是家庭医生签约服务有效开展的重要保障。基层医疗卫生机构人员编制数量过少，没有充足的全科医生为居民提供首诊服务。基层医疗卫生机构与大医院使用同样的职称评价体系，但基层医疗卫生机构主要承担更注重业务能力的"守门人"职责，在科研项目和晋升指标上明显处于劣势地位，从而使得基层全科医生的晋升机会很少。基层医疗卫生机构薪酬待遇过低，人员绩效工资额占工资总额的比重较小，不合理的薪酬制度不仅不利于调动基层人员的工作积极性，也使医学院校培养的全科医学毕业生不愿意到基层从事家庭医生签约服务工作。由于工作环境差、待遇低、职业晋升空间小，基层医务人员"引不进、留不住"现象普遍存在，基层医疗卫生人才严重匮乏，乡镇卫生院人员总体不足，人员流失严重，再加上，乡村医生队伍老化、青黄不接，基层医疗卫生服务能力不能满足签约居民健康需求。

二是政策宣传效果有待进一步提升。目前利用报纸、广播电台、电视等传统媒体和微信、微博、网站等信息媒介开展家庭医生签约服务宣传，对家庭医生签约服务工作起到积极的推进作用，但宣传主体不明确、宣传力度不足，真正覆盖到的人口规模有限。宣传内容的科学性不足，部分健康知识较为片面，过分夸大某些药品或保健方法的疗效，健康宣传带有浓厚商业气息，对群众健康生活方式形成误导。家庭医生签约服务团队是政策宣传的主体，家庭医生在签约之前积极开展政策宣传，但执业机构登记及其社会地位决定了家庭医生在居民心目中权威性不足，宣传内容不被居民所认可。在缺乏政府宣传部门和权威媒体参与的情况下，难以保证更多的居民了解家庭医生签约服务政策，部分居民仅仅是听说过这项服务，但对家庭医生签约服务内容缺乏了解，从而使得家庭医生签约服务政策难以落到实处，更难以达到预期效果。

三是居民缺乏参与签约服务工作的积极性。当前，全国家庭医生签约服务率不足 50%，城市居民的签约率更低，居民不主动参与家庭医生签约服务工作的根本原因是家庭医生签约服务制度设计不合理，没有为家庭医生签约服务营造良好的制度环境。家庭医生签约服务在制度设计上过分强调居民自主选择权，居民完全可以自主决定是否签约家庭医生，在居民普遍倾向于到三甲医院就医而对基层医疗卫生机构存在刻板印象的情况下，这将严重制约家庭医生签约服务的有效开展，从而使得家庭医生签约服务率偏低。这就需要正确认识居民自主选择与强制性政策之间的关系，在居民尚未了解家庭医生签约服务的起始阶段，政策强制下的相应制度安排可使居民近距离接触基层医疗卫生机构，亲身感受家庭医生签约服务项目；在真正了解了家庭医生签约服务内容和服务方式后，居民可以结合实际情况进行相机抉择，决定是否接受家庭医生签约服务，从而正确行使自主选择权。

四是履约服务尚未完全落到实处。近年来，我国基本实现了家庭医生签约服务全覆盖，但家庭医生签约服务率并不高，普遍存在"签而不约"的现象，实际服务率较低。该问题具有普遍性和系统性，说明政策设计存在不足。家庭医生签约服务协议中的服务内容过多，制定的政策目标偏高，在规定的时间内，难以按照规范标准保质保量完成，签约履约服务只是流于形式，在未做任何服务的情况下，刷取居民身份证后，自行编写填入相应的健康服务信息。而且，当前政策规定居民可以自主决定是否接受家庭医生签约服务，家庭医生签约服务的组织、宣传和实施工作完全由基层医疗卫生机构负责，家庭医生不仅要全面开展服务，还要积极宣传家庭医生签约服务项目，这显然超出了基层医疗卫生机构的能力范围。

五是医疗保险政策难以调节医疗行为。需要借助分级诊疗制和基层医疗卫生服务机构充分发挥医疗保险基金的监管职能。医疗保险市场存在严重逆向选择和道德风险问题，具有保险市场和医疗市场双重属性，医疗保险基金支出不合理增长问题源于保险市场，但更表现为医疗市场中的医方与患者的信息不对称问题。医疗机构所开展的医疗活动具有较高专业性，医师对治疗方案和处方用药具有绝对发言权，无论是按病种付费还是经费总额包干，医疗保险监管都无法影响医疗机构和医师制定的治疗方案，甚至难以杜绝医疗机构的利益驱动型医疗活动。因此，只能寄期望于患者"小病在社区，大病到医院"。但是，患者就医心理、就医观念和就医习惯是在长期生活中形成的，在患者拥有自由选择权且未将社区首诊制作为报销前置条件的情况下，通过调整医疗卫生保险报销比例，让患者首诊时自觉选择基层医疗卫生机构就诊的政策效果并不明显，特别是有支付能力的患者不会因报销比例而改变就医选择。

三　支持性政策制度

完善政策制度的核心理念是赋予居民有限选择权，保持政策强制与居民自主选择之间的适度平衡，既不能全部由强制性制度约束，也不能完全由居民自主选择。当前，迫切需要从医疗保险、人才选聘和考核评估等方面进行制度创新，全面实行社区首诊制，并将之作为医疗保险基金报销的前置条件，实现医疗保险基金支出控制和医疗卫生服务体系建设双赢；加大全科医生培养力度，引进优秀人才充实家庭医生签约服务队伍，切实提高家庭医生签约服务水平；强化考核评估的激励导向作用，促使家庭医生真正开展实质性服务，提高居民的满意度和获得感。

一是医疗保险制度。医疗保险制度是关系全国医药卫生体系改革的重要制度，可有效引导住院患者转向门诊治疗、降低居民患病率并减轻病情严重程度，从而对社区首诊制和家庭医生签约服务产生重大影响，从根本上减少住院或门诊治疗需求，增强家庭医生签约服务的实际效果。家庭医生签约服务可有效降低医疗保险基金支付水平。在家庭医生签约服务过程中，注重加强健康知识宣传教育，倡导"未病先防、既病防变"健康理念，增强居民保健意识，有效降低慢性病及其并发症发病率，切实解决个人和家庭生活中的健康问题，使"急病重病到医院、小病调理在社区"观念深入人心。科学合理的医疗保险制度可促进家庭医生签约服务的有效开展，在制度安排上，以社区首诊制为基础，通过充分发挥基层医疗卫生机构的基础性作用，将社区首诊制作为医疗保险基金报销的前置条件，密切居民与基层医疗卫生机构之间的联系，增进居民对家庭医生签约服务的认知，为提高家庭医生服务签约率营造良好的制度环境。

二是多元筹资制度。家庭医生签约服务具有非竞争性、非排他性等公共产品属性，财政补贴是家庭医生签约服务经费的主要来源，可以将之纳入年度财政支出预算，按照签约服务内容、服务量、服务率和居民满意度等指标，确定家庭医生签约服务财政补贴标准，并对财政资金的投资效率进行统筹分析，调动家庭医生开展签约服务的积极性，保障财政资金管理更加科学。家庭医生签约服务经费并非仅仅来源于财政预算，家庭医生签约服务通过健康教育和疾病预防，有效减少医疗保险基金支出，根据权责对等原则，可将医疗保险基金作为公共投入的重要组成部分。政府投入并不排斥市场机制和社群机制，而是通过引入市场机制，将行政行为转化为市场行为，支持家庭、社区和非营利组织承担更多的社会责任，充分发挥政府购买服务对市场主体行为的引导作用，多主体多形式筹集家庭医生签约服务经费，保障家庭医生签约服务有效开展。

三是人才管理制度。全科医生是决定家庭医生签约服务质量的最能动要素。当前基层医疗卫生服务力量严重不足，迫切需要建立健全人才引进培养机制，全面实行家庭医生终身学习制，通过采取外引内联、学历教育、委托培养等方式，从大/中专毕业生中选聘全科医学专业优秀人才，在高等院校定向委培全科医学和预防医学专业学生，壮大家庭医生签约服务队伍，优化人才梯次结构，提升健康服务能力。提高全科医生在医疗卫生服务体系中的社会地位，明确岗位职责和工作待遇，妥善解决全科医生在薪酬、社会保障、职称评定、岗位编制等方面的问题。扩大家庭医生开展基本医疗服务的区域范围，在签约服务片区内设置一定数量的"家庭病床"，将家庭病床服务费用纳入基本医疗保险支付范围。建立按签约服务数量来确定服务经费的激励机制，提高全科医生的收入水平和岗位吸引力，从制度上保障家庭医生签约服务人才"招得进、留得住"，壮大家庭医生队伍。

四是宣传倡导制度。宣传倡导是有效普及家庭医生签约服务政策和健康科学知识的重要途径。当前，健康知识宣传呈现庞杂无序状态，需要重点发挥三个"权威"作用。首先，发挥权威部门的作用。卫生健康部门负责审核宣传内容，保证宣传内容科学可行，贴近群众生活；宣传文化部门负责管理宣传阵地，充分利用传统媒体和新媒体两块阵地，将科学实用的健康知识传递给广大群众。其次，发挥权威专家的作用。聘请当地有名望的健康专家、退休名医和疾病防控权威人士，组织成立健康教育团队，每月开展一次公益性健康讲座和健康咨询活动，并开通专家咨询热线，及时回答群众关心的健康问题，有效降低慢性病及其并发症发生率，切实提高群众健康生活质量。最后，发挥权威媒体的作用。明确公办媒体公益宣传义务，建立国家、省、市、县四级健康宣传教育体系，加强理性就医宣传教育，通过国家权威媒体号召居民"急病重病到医院、小病调理在社区"，提高居民对家庭医生签约服务政策的知晓率，以及参与家庭医生签约服务工作的积极性。

五是考核评估制度。充分发挥考核评估的政策导向作用，制定专项考核评估制度，建立考核评估指标体系。在考核评估中，将考核内容分为工作类和实效类两个方面，前者注重考察资料完整性、规范性，后者注重考察居民获得感。在考核方式上，将定期考核评估转向不定期工作督导，坚持定期考核与不定期督导相结合，主要是对家庭医生签约服务过程进行督导，及时发现家庭医生签约服务中的不足，提出相应的整改意见，调整服务内容，改进服务方式，确保服务态度积极主动、服务行为标准规范，促使家庭医生签约服务取得实际效果。考核评估不过多占用基层医疗卫生机构和家庭医生的正常服务时间，家庭医生不必为应付检查而加班准备资料。不再单独开展定期考核评估，将考核指标有机纳入"健康中国行动"，与之同部署、同考核，保障家庭医生将宝贵时间用于开展服务工作，促使家庭医生签约服务更加规范，不走过场，不唯形式，切实提高居民的健康水平和生命质量。

参考文献

包国宪、刘红芹：《政府购买居家养老服务的绩效评价研究》，《广东社会科学》2012年第2期。

曾雁冰、吴杰龙、陈帆等：《厦门市"三师共管"模式对居民社区首诊行为的影响研究》，《中国卫生事业管理》2017年第8期。

陈皓阳、付硕雄、莫雯茜等：《家庭医生团队的优化研究——基于团队效能模型》，《卫生经济研究》2022年第2期。

陈建国：《委托——代理视角的公立医院管理体制改革》，《经济体制改革》2010年第1期。

陈丽、舒展、姚岚：《基本公共卫生服务均等化的难点与对策》，《中国卫生经济》2011年第8期。

陈小嫦：《医疗联合体与就医的自我选择权》，《医学与哲学》2014年第8期。

储召群、陈迎春、卞晓莉等：《乡村医生签约式服务模式推行的现状分析：基于大丰市试点调查》，《中国卫生经济》2015年第6期。

慈海彤、丁效华、邱大石、吴炳义：《社会分层视角下居家老年人预防保健服务利用研究》，《中国卫生事业管理》2020年第9期。

丁波、王蓉：《新型城镇化背景下农民工定居地选择意愿的研究——基于科尔曼理性选择理论视角》，《西北人口》2015年第4期。

董晓欣、张鹏飞、李鹏程等：《宁波市基本公共卫生服务项目实施现况及优化路径研究》，《中国社会医学杂志》2019年第1期。

杜鹃、刘建华、马营营等：《北京市昌平社区门诊处方点评结果分析及管理对策》，《中国中医药现代远程教育》2017年第12期。

杜兆辉：《城市社区家庭医生制服务的实践与思考》，《中国全科医学》2011年第31期。

方黎明、张秀兰：《城镇低保户医疗服务利用和医疗保障制度设计对就医行为的影响》，《财经研究》2011年第6期。

方敏、吴少龙：《"新医改"让医疗费用下降了吗？——基于CHARLS对甘肃、浙江的追踪数据》，《北京行政学院学报》2017年第6期。

封进、李珍珍：《中国农村医疗保障制度的补偿模式研究》，《经济研究》2009年第4期。

付英杰、王健、俞乐欣等：《健康中国背景下家庭医生签约服务发展中的问题与对策研究》，《中国全科医学》2019年第19期。

高传胜、雷针：《高质量发展阶段分级诊疗政策的效果与走向》，《中州学刊》2019年第11期。

高和荣：《社区首诊双向转诊制度在中国为何难以实施》，《国际社会科学杂志》（中文版）2014年第1期。

高阔、甘筱青：《双向转诊的现状及趋势研究》，《中国全科医学》2010年第34期。

耿明菲、刘庆、耿剑平：《分级诊疗制度下基层医疗卫生机构2型糖尿病患者健康管理绩效评价指标体系的建立》，《临床医学研究与实践》2019年第4期。

龚静、江启成：《家庭医生签约服务评估指标体系构建研究》，《中国卫生政策研究》2018年第4期。

古新功、万君康：《药品价格管制三方信息博弈模型研究》，《经济管理》2013年第6期。

郭科、顾昕：《公立医院管理中的激励机制：多任务委托代理理论的视角》，《经济学动态》2015年第10期。

郭廷建、陈廷瑞、庄载受：《实施全科医生县管乡用制度的实践探讨》，

《中国医疗管理科学》2018年第6期。

郭学清、姜巍、张艳春等：《家庭医生签约服务的绩效考核及影响因素研究——基于北京市平谷区履约情况的分析》，《卫生经济研究》2021年第5期。

国家卫生计生委：《国家基本公共卫生服务规范》（第三版），2017。

何江江、张天晔、王冬等：《上海市家庭医生"1+1+1"医疗机构组合签约机制的设计思路与实施障碍因素分析》，《中国卫生政策研究》2018年第12期。

何钦成、马亚楠：《社区首诊制发展中的问题及其解决方法》，《中国卫生经济》2006年第8期。

何雪梅：《家庭医生签约服务"签而不约"的问题与建议》，《重庆行政》2018年第1期。

洪志生、苏强、霍佳震：《服务质量管理研究的回顾与现状探析》，《管理评论》2012年第7期。

胡宏伟、张小燕、郭牧琦：《老年人医疗保健支出水平及其影响因素分析——慢性病高发背景下的老年人医疗保健制度改革》，《人口与经济》2012年第1期。

胡同宇：《国家基本公共卫生服务项目回顾及对"十三五"期间政策完善的思考》，《中国卫生政策研究》2015年第7期。

胡希宁、贾小立：《博弈论的理论精华及其现实意义》，《中共中央党校学报》2002年第2期。

胡耀岭：《以需求为导向创新基层老年健康教育》，《中国人口报》2018年9月17日。

黄枫、甘犁：《过度需求还是有效需求？——城镇老人健康与医疗保险的实证分析》，《经济研究》2010年第6期。

黄蛟灵、方帅、梁鸿等：《家庭医生签约服务协同改革对居民健康管理的影响》，《中国卫生资源》2018年第4期。

黄锦玲、从紫薇、杨阳、曾志嵘：《家庭医生签约服务绩效评价的概念框架》，《中国全科医生》2019年第13期。

黄韬、易宪容：《豪尔绍尼博弈论述评》，《中国社会科学院研究生院学报》1995 年第 5 期。

黄滢：《探寻全科医生培养、使用与激励机制》，《中国卫生人才》2018 年第 8 期。

贾清萍、肖森保：《选择性激励下的社区医生签约积极性均衡点研究》，《中国全科医学》2017 年第 4 期。

江芹、胡善联：《公共卫生体系绩效评估的概念性框架》，《中国卫生事业管理》2004 年第 5 期。

江依妮、张光：《财政资源错配：户籍区隔下的地方公共服务供给》，《经济体制改革》2016 年第 4 期。

蒋祥、王芳、田淼淼等：《县域医共体背景下安徽省定远县家庭医生签约服务进展分析》，《中国卫生政策研究》2019 年第 4 期。

蒋晓霞、胡玲、吴燕萍：《浙江省责任医生签约服务的实践和思考》，《中国卫生政策研究》2015 年第 12 期。

李华、徐英奇、高健：《分级诊疗对家庭医疗经济负担的影响——基于基层首诊视角的实证检验》，《江西财经大学学报》2018 年第 5 期。

李亮、杨雪燕：《服务对象的感知控制、感知质量与满意度的关系分析》，《人口与发展》2009 年第 3 期。

李敏、吴艳玲、袁涛等：《运用 ServQual 量表评价医院医疗服务质量》，《中国医院管理》2014 年第 2 期。

李显文：《对我国分级诊疗模式相关问题的思考》，《卫生经济研究》2015 年第 3 期。

李屹龙、刘祎、卞跃峰等：《传统医学全球发展浅析》，《中华中医药杂志》2020 年第 7 期。

李再强、林枫：《国外社区首诊制度简介》，《中国卫生经济》2006 年第 2 期。

梁鸿、贺小林：《中国家庭医生制度探索与改革的长宁模式》，《中国卫生政策研究》2017 年第 10 期。

刘国恩、蔡春光、李林：《中国老人医疗保障与医疗服务需求的实证分析》，《经济研究》2011年第3期。

刘佳、冯泽永：《社区首诊制的实施困境分析及对策研究》，《中国全科医学》2012年第7期。

刘利群：《推进家庭医生签约服务　加强分级诊疗制度建设》，《中国全科医学》2018年第1期。

刘有贵、蒋年云：《委托代理理论述评》，《学术界》2006年第1期。

刘子言、肖月、赵琨等：《国家基本公共卫生服务项目实施进展与成效》，《中国公共卫生》2019年第6期。

卢祖洵、李文祯、李丽清等：《对深圳市劳务工社区首诊制的思考及其启示》，《中国卫生政策研究》2016年第2期。

芦炜、张宜民、梁鸿等：《基于需方的家庭医生签约服务实施效果评价——以慢性病为重点》，《中国卫生政策研究》2016年第8期。

罗秀娟、董建成、张志美、陈德芳、陈燕、钱庆、代涛：《我国社区卫生服务利用及居民满意度的分析研究》，《中国全科医学》2010年第25期。

吕本艳、李黎、王亚辉等：《基层医务人员对基层首诊制的认可度及影响因素研究》，《中国卫生统计》2018年第6期。

马本江：《基于委托代理理论的医患交易契约设计》，《经济研究》2007年第12期。

马文翰、史大桢、赵亚利：《基于IMOI模型构建家庭医生签约服务团队评估指标的系统综述》，《中国全科医学》2022年第7期。

马亚楠、何钦成：《社区全科医生首诊制是实现双向转诊制的有效途径》，《中国卫生经济》2007年第3期。

〔美〕约翰·纳什：《纳什博弈论论文集》，张良桥、王晓刚译，首都经济贸易大学出版社，2000。

欧伟麟、沈欢瑜、欧文森等：《基于德尔菲法的广东省全科团队家庭医生式签约服务绩效考核指标体系构建研究》，《中国全科医学》2018年第7期。

潘毅慧、刘登、曹海涛等：《上海市实施家庭医生制度的SWOT分析》，

《中国全科医学》2012年第10期。

秦江梅、李思思、林春梅：《我国全科医生培养与使用激励机制改革进展及发展策略》，《中国全科医学》2020年第19期。

秦江梅：《国家基本公共卫生服务项目进展》，《中国公共卫生》2017年第9期。

丘海雄、张应祥：《理性选择理论述评》，《中山大学学报》（社会科学版）1998年第1期。

邱宝华、黄蛟灵、梁鸿等：《家庭医生签约服务利用与满意度的比较研究》，《中国卫生政策研究》2016年第8期。

冉一凡、高红霞、杨维平：《江苏大丰家庭医生签约服务促进分级诊疗探讨》，《中华医院管理杂志》2018年第7期。

申曙光、张勃：《分级诊疗、基层首诊与基层医疗卫生机构建设》，《学海》2016年第2期。

司庆燕：《家庭医生签约服务需求下社区全科医生转岗培训的问题与对策研究》，《中国全科医学》2018年第7期。

苏海军、姚岚：《公共卫生服务体系绩效评价指标框架研究》，《中国卫生经济》2010年第11期。

隋越：《试谈我国建国以来卫生事业管理的得与失》，《卫生经济》1984年第6期。

孙彩霞、刘庭芳、蒋峰等：《我国家庭医生相关政策发展历程与推行研究》，《中国全科医生》2021年第7期。

孙华君、陈平、黄登敏等：《家庭医生签约服务现状及对策》，《卫生经济研究》2018年第11期。

孙欣然、万和平、韩裕乐等：《功能社区家庭医生签约服务项目体系及权重研究》，《中国全科医学》2021年第34期。

谭萍芬、王军永、刘霞等：《基于"三圈管理"模型的家庭医生签约服务系统优化研究》，《中国卫生事业管理》2021年第9期。

唐钧、李军：《健康社会学视角下的整体健康观和健康管理》，《中国社会科学》2019 年第 8 期。

汪连新：《医养康护一体化社区养老服务：理念、困境及借鉴》，《学习论坛》2019 年第 4 期。

王爱学、赵定涛：《西方公共产品理论回顾与前瞻》，《江淮论坛》2007 年第 4 期。

王广州、胡耀岭：《深圳人口结构与卫生资源均衡配置研究》，社会科学文献出版社，2011。

王玲、张天晔、易春涛等：《"上海市家庭医生制度构建"专家主题研讨》，《中国全科医学》2017 年第 1 期。

王小万、刘丽杭：《Becker 与 Grossman 健康需求模型的理论分析》，《中国卫生经济》2006 年第 5 期。

王雪云、姚峥嵘、田侃：《基于供给侧视角的我国分级诊疗相关问题思考》，《中国医院管理》2017 年第 3 期。

王亚：《从过度医疗看中国医疗保险付费方式的改革》，《当代经济》2012 年第 4 期。

闻玉梅：《医学科学——永恒的人文内涵》，《科技导报》2020 年第 10 期。

吴庆、索斯琴、曾志嵘：《广东省家庭医生签约服务政策分析》，《医学与哲学》2021 年第 16 期。

吴先敏：《家庭医生签约服务的实践与思考》，《中国人口报》2019 年 2 月 1 日。

习近平：《全面贯彻落实党的十八大精神要突出抓好六个方面工作》，《求是》2013 年第 1 期。

向前、王前、邹俐爱：《基于利益相关者理论和博弈论的公立医院利益补偿分析》，《中国卫生经济》2012 年第 8 期。

谢明明、王美娇、熊先军：《道德风险还是医疗需求释放？——医疗保险与医疗费用增长》，《保险研究》2016 年第 1 期。

谢舜、周鸿：《科尔曼理性选择理论评述》，《思想战线》2005 年第

2 期。

许彩虹、杨金侠、王章泽：《基于公共产品理论的医养结合养老模式的问题与对策研究》，《卫生经济研究》2015 年第 11 期。

〔英〕亚当·斯密：《国民财富的性质和原因的研究》，郭大力、王亚南译，商务印书馆，1988。

阎立新：《未来公共卫生事业向何处去？》，《中国公共卫生管理》1995 年第 2 期。

杨超、郑雪倩、高树宽：《立法推进分级诊疗制度建设的思考》，《中国医院管理》2018 年第 2 期。

杨佳、常文虎、李军等：《Servqual 评价法在医疗服务质量评价中的应用研究》，《中国全科医学》2006 年第 17 期。

杨建玲、朱洪其、魏新萍等：《家庭医生签约服务模式下全科团队年度考核指标体系构建》，《中国卫生质量管理》2022 年第 1 期。

杨静、鲍勇：《上海市全科医生培养可持续发展的关键问题》，《上海交通大学学报》（医学版）2012 年第 10 期。

姚冠华：《福建厦门：三师共管"多快好省"》，《中国卫生》2021 年第 6 期。

姚银鋈、周亮亮、熊季霞等：《我国家庭医生签约服务现状的系统评价》，《中国卫生事业管理》2019 年第 3 期。

姚银鋈、周亮亮、熊季霞：《信息不对称条件下我国药价改革的委托代理模型分析》，《中国卫生事业管理》2018 年第 4 期。

殷东、张家睿、王真等：《中国家庭医生签约服务开展现状及研究进展》，《中国全科医学》2018 年第 7 期。

余昌泽、周志衡、王馨等：《中山市 15 岁以上居民健康状况及其影响因素分析》，《中国卫生事业管理》2013 年第 10 期。

余澐、张天晔、刘红炜等：《上海市社区家庭医生制服务模式的可行性探讨》，《中国初级卫生保健》2011 年第 10 期。

〔美〕冯·诺伊曼、〔美〕摩根斯坦：《博弈论与经济行为》，王建华、顾玮琳译，北京大学出版社，2018。

〔美〕詹姆斯·S. 科尔曼：《社会理论的基础》，邓方译，社会科学文献出版社，1999。

詹振运、张朝霞：《论传染病防治中人身自由即时强制制度之优化》，《行政与法》2019 年第 11 期。

张汉、江孟园、何酉子：《公共财政补贴内生化与闭环供应链的短期均衡结果分析》，《系统工程》2013 年第 8 期。

张宏军：《西方公共产品理论溯源与前瞻——兼论我国公共产品供给的制度设计》，《贵州社会科学》2010 年第 6 期。

张慧林、成昌慧、马效恩：《分级诊疗制度的现状分析及对策思考》，《中国医院管理》2015 年第 11 期。

张计委、张军、陆海珠等：《全科服务团队分级绩效考核指标体系构建及应用效果分析》，《中国卫生资源》2012 年第 5 期。

张璟瑜、刘利霞、王小刚等：《家庭医生签约服务团队内部考核指标体系构建研究》，《中国全科医学》2021 年第 25 期。

张录法：《后疫情时代城市分级诊疗体系：改革方向与治理策略》，《南京社会科学》2020 年第 4 期。

张婷婷：《新时代"人民健康"重要论述的思想内涵与实践价值》，《中国农村卫生事业管理》2020 年第 12 期。

张维迎：《博弈论与信息经济学》，上海三联书店、上海人民出版社，1996。

张玮：《开展家庭医生制服务的可行性分析与对策研究》，《中国全科医学》2011 年第 19 期。

张向东、赵京、兰丽娜等：《北京市社区卫生家庭医生式服务模式及激励机制探讨》，《中国全科医学》2014 年第 7 期。

张跃红、张拓红、王志锋：《北京市德胜地区居民家庭医生式服务的签约现状及影响因素调查》，《中国全科医学》2013 年第 37 期。

赵国权、黄启贵：《个人选择与政府选择的制度平衡》，《中国人民大学学报》2011 年第 1 期。

赵静、刘芳羽、李泽等：《北京市家庭医生签约服务满意度研究——基于患者视角》，《卫生经济研究》2022 年第 1 期。

赵忠：《健康卫生需求的理论和经验分析方法》，《世界经济》2005 年第 4 期。

支晓、王倩、张兰英等：《石家庄市社区居民的就医习惯及其对全科医师的认知情况调查》，《中国全科医学》2017 年第 31 期。

钟颖、吴春玲、陈冠桦等：《广州市居民社区首诊意愿及影响因素研究》，《中国全科医学》2016 年第 16 期。

周春山、徐期莹、曹永旺：《基于理性选择理论的广州不同类型社区老年人独立居住特征及影响因素》，《地理研究》2021 年第 5 期。

周晓英：《电子健康档案的价值认知与应用推进策略研究》，《档案学通讯》2018 年第 3 期。

周长城：《理性选择理论：社会学研究的新视野》，《社会科学战线》1997 年第 4 期。

朱德政、余伯阳：《创新药价格激励机制的探讨——基于委托代理模型的最优价格激励分析》，《价格理论与实践》2014 年第 8 期。

朱恒鹏：《供方市场化改革是医改突破口》，《中国医疗保险》2016 年第 12 期。

朱利安·李·格兰德、史姚顺：《公共服务的公平和选择》，《国家行政学院学报》2008 年第 5 期。

Arrow K. J., "Uncertainty and the Welfare Economics of Medical Care," *American Economic Review*, 1963, 53 (5).

Becker, G. S., *Human Capital*, Columbia University Press for the National Bureau of Economic Research, NewYork, 1964.

Cardon J. H., Hendel I., "Asymmetric informantion in Health Insurance: Evidence from the National Medical Expenditure Survey," *Rand Journal of Economics*, 2001, 32 (3).

Cheng, S. H. , Chiang, T. L. , "The Effect of Universal Health Insurance on Health Care Utilization in Taiwan: Results from A Natural Experiment," *JAMA*, 1997, 278 (2).

Chiappori, P. A. , Durand, F. , Geoffard, P. Y. , "Moral Hazard and the Demand for Physician Services: First Lessons from a French Natural Experiment," *Europe Economics Review*, 1998, 42 (3-5).

Cutler, D. M. , "Equality, Efficiency, and Market Fundamentals: The Dynamics of International Medical Care Reform," *Journal of Economic Literature*, 2002, 40 (3).

Ellis R. , "Creaming, Skimping and Dumping: Provider Competition on the Intensive and Extensive Margins," *Journal of Health Economics*, 1998, 17 (5).

Gronroos C. , "A Service Quality Model and Its Marketing Implications," *European Journal of Marketing*, 1984, 18 (4).

Grossman S. and O. D. Hart, "An Analysis of the Principal-Agent Problem," *Econometrica*, 1983, 51 (1).

Grossman, M. , "On the Concept of Health Capital and the Demand for Health," *Journal of Political Economy*, 1972, 80 (2).

Handler A. S. , "A Conceptual Framework to Measure Performance of the Public Health System," *American Journal of Public Health*, 2001, 91 (8).

Holmstrom B. , "Moral Hazard and Observability," *Bel Journal of Economics*, 1979, 10 (1).

Hume, D. , *Atreatise of Human Nature*, In L. A. Selby-Bigge (Ed.), Oxford, UK: Clarendon Press, 1988.

Joseph E. Stiglitz, "Economics of the Public Sector," Norton Company, New York, Second Edition, 1988.

Keithl, Dougherty, "Public Goods Theory from Eighteenth Century Political Philosophy to Twentieth Century Economics," *Public Choice*, 2003, 11 (7).

Manning, W. G. , Newhouse, J. P. , and Duan, N. , "Health Insurance and the Demand for Medical Care: Evidence from A Randomized Experiment," *American Economic Review*, 1987, 77 (3).

Mirrlees J. A. , "The Theory of Moral Hazard and Unobservable Behavior Part I," Mimeo Oxford United Kingdom: Nufield Colege Oxford University, 1975.

Mushkin, S. J. , "Health as an Investment," *Journal of Political Economy*, 1962, 70 (5).

Parasuraman A. , Zeithaml V. A. , Berry L. L. , "A Conceptual Model of Service Quality and Its Implications for Future Research," *Journal of Marketing*, 1985 (49).

Pauly M. V. , "The Economics of Moral Hazard: Comment," *American Economic Review*, 1968, 58 (3).

Ross S. , "The Economic Theory of Agency: The Principal's Problem," *American Economic Review*, 1973 (63).

Samuelson, Paul, "The Pure Theory of Public Expenditure," *Review of Economics and Statistics*, 1954, 36 (4).

Wilson R. , "The Structure of Incentives for Decentralization Under Uncertainty," *La Decision*, 1963, 17 (1).

后　记

　　本书是河北省社会科学基金重点项目的最终研究成果。值此专著出版之际，首先，对河北省社会科学基金和河北大学文科出版项目的大力资助表示衷心感谢。研究过程中遇到了很多困难和问题，我们得到了多位知名专家学者的精神鼓励和智力支持，特别感谢河北省卫生健康委许钢柱副主任、河北大学王金营教授、南开大学原新教授、中国社会科学院王广州研究员，正是有了您们的无私帮助和指点迷津，本研究才得以顺利开展和如期完成。最后，感谢社会科学文献出版社皮书分社邓泳红社长提出的宝贵意见和建议，为本书润色添彩。本书写作分工为：第一章，胡耀岭；第二章，胡耀岭、许云清；第三章，许云清；第四章，彭丽宏；第五章，胡耀岭；第六章，许云清、胡耀岭、彭丽宏；第七章，胡耀岭、许云清；第八章，许云清、胡耀岭、彭丽宏；第九章，彭丽宏、胡耀岭、许云清；第十章，胡耀岭。从课题立项到结题的两年多时间里，研究团队付出了宝贵时间和大量心血，圆满完成了课题任务。在资料收集整理和文字排版方面，张常葆、段佳柯、刘顺、王春芳等四位研究生做了大量卓有成效的工作。需要说明的是，家庭医生签约服务刚刚起步，政策制度迫切需要完善，相关研究还有待于进一步深化。本书以家庭医生签约服务相关理论为指导，密切结合河北省家庭医生签约服务实践，提出的相应观点和政策建议，尚需在家庭医生签约服务实践中进行检验、调整和完善。

　　鉴于作者水平有限，文中错误难免，敬请不吝赐教。

胡耀岭

2022 年 2 月

图书在版编目（CIP）数据

家庭医生签约服务理论与实践：以河北省为例 / 胡耀岭，许云清，彭丽宏著. --北京：社会科学文献出版社，2022.6

ISBN 978-7-5228-0070-7

Ⅰ.①家… Ⅱ.①胡… ②许… ③彭… Ⅲ.①社区服务-卫生服务-医疗保健制度-研究-河北 Ⅳ.①R197.1

中国版本图书馆 CIP 数据核字（2022）第 072481 号

家庭医生签约服务理论与实践：以河北省为例

著　　者 / 胡耀岭　许云清　彭丽宏

出 版 人 / 王利民
组稿编辑 / 邓泳红
责任编辑 / 吴　敏
责任印制 / 王京美

出　　版 / 社会科学文献出版社
　　　　　　地址：北京市北三环中路甲 29 号院华龙大厦　邮编：100029
　　　　　　网址：www.ssap.com.cn
发　　行 / 社会科学文献出版社（010）59367028
印　　装 / 三河市尚艺印装有限公司

规　　格 / 开　本：787mm×1092mm　1/16
　　　　　　印　张：14　字　数：215 千字
版　　次 / 2022 年 6 月第 1 版　2022 年 6 月第 1 次印刷
书　　号 / ISBN 978-7-5228-0070-7
定　　价 / 79.00 元

读者服务电话：4008918866